外来でも
病棟でも この **1** 冊

だでいい！

フィジカル
アセスメント

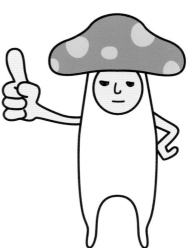

著

大阪医科薬科大学
地域総合医療科学寄附講座
橋本 忠幸

MC メディカ出版

推薦のことば

　看護師のフィジカルアセスメントが重要である、と言われ始めてから久しいが、「読みやすく、かつ実践的な指南書」はそれほど多くはない。本書は当科の誇る「医学教育の貴公子」こと橋本忠幸医師が、「読みやすくかつ実践的」という部分にこだわって書き綴った渾身の一冊である。

　本書は一貫して難解な用語を避けた話し言葉で記述され、優しく読者に語り掛けてくる。その穏やかでウィットに富んだ文体は、優れた教育者でもある筆者の普段の話し方そのものであるのだが、読者目線の語り口に思わず文中に引き込まれる。また単に所見を示すだけではなく、なぜそのような所見になるのか、言葉を選びわかりやすく記載してある。

　ページを開くとカラフルで豊富なイラストが目に入り、パラパラとめくっていくだけでも興味を引かれる。このイラストは現場で出会うことの多い異常所見が描かれたもので、それだけでも極めて実践的なのであるが、類書との一番の違いは、イラストのみならず異常所見の写真や動画がふんだんに盛り込まれている点である。実際の患者の所見が同意を得て掲載されているとのことだが、これまで臨床医として豊富な経験を積み、様々な所見を診察してきた筆者だからこそできた工夫である。

　本書の構成にも一味凝らしてある。第 1 章はレベル 1 として「経過を追うためのフィジカル」、第 2 章はレベル 2 として「発見するためのフィジカル」と段階的な章分けにして、多忙な看護師が学びやすいように、各章の内容も厳選したものとなっている。

　看護師のフィジカルアセスメントを語る場合に、どこまで何が必要かという議論は尽きない。病棟、外来、ICU、在宅など様々な状況によりニーズは異なり、病棟でも内科と外科とでは求められるものが変わり得るかもしれない。ただどんな場合でも看護師自身が適切な評価ができることの重要性に変わりはない。この書には貴公子のみならず、そんな現場の医師たちからのメッセージが込められている。ぜひ本書を手に取り、読み込んだ上で臨床現場での実践に生かしていただきたい。それが現場で看護師と協働する私たち臨床医の切なる願いなのである。

2023 年 2 月

大阪医科薬科大学地域総合医療科学寄附講座 特別任命教員教授
大阪医科薬科大学病院総合診療科 診療科長

鈴木富雄

はじめに

　「フィジカルの絵本を作りたい」そんなことから本書の企画は始まりました。

　今は医師だけではなく、看護師の皆さんやセラピスト、薬剤師の皆さんにもフィジカルアセスメントが期待される時代です。医師である私自身、フィジカルアセスメントを学ぶことは重要だと思っていましたが、学ぶのはなかなか難しく、苦労していました。その理由は、やり方がわかっても、「そもそも異常がある人がそんなにいない」ということに尽きました。

　私の以前の職場である和歌山県にある橋本市民病院で週に1回、研修医向けに、フィジカルアセスメントを学ぶために異常がある患者さんを診にいく「フィジカルラウンド」を開催したところ、とてもわかりやすいと皆に好評でした。また、現在の職場である大阪医科薬科大学総合診療科に来る医学生にも同じようなことをやっていますが、やはり好評です。

　ただそれも、現場にいないといけない、異常がある人がいないといけない、その異常を教えてくれる人がいないといけないわけです。やはり、フィジカルを学ぶ機会は多くありません。そんな状況を打破すべく、本書を作りました。多くの患者さんの協力を得て、頻度が多くて、かつ役に立つ、そんなフィジカルを厳選しました。とにかくわかりやすく、皆さんに使ってもらえる、そんな本にしたいと思い、作りました。

　この本では「診る」という言葉を意識しています。ただ「見る」のではなく、「診る」。フィジカルアセスメントを実践する際には必ず、見たり触ったりします。それは「看る」にもつながります。看護師の皆さんをはじめとする、医師以外の職種の皆さんにも「診る」楽しさや重要性が伝われば幸いです。

　最後になりましたが、執筆の手伝いをしてくれた、石亀先生をはじめとする橋本市民病院総合内科の皆さん、いつもご指導いただいている、鈴木先生をはじめとする大阪医科薬科大学病院総合診療科の皆さん、何より体を通して勉強させてくださったすべての患者さん、撮影に協力・同意くださった患者さんに御礼申し上げます。

　2023年2月

橋本忠幸

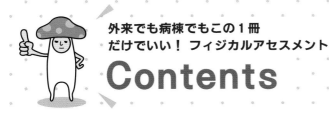

Contents

第2章　レベル2 発見するためのフィジカル

▶ 動画一覧

第1章 レベル1 日々変化するフィジカル

❶ バイタルサイン①体温と呼吸
- クスマウル呼吸
- チェーンストークス呼吸
- ビオー呼吸
- 下顎呼吸

❹ 体液量（ボリューム）
- 外頸静脈の虚脱
- ツルゴール低下
- 外頸静脈の怒張
- 浮腫

❺ 浮腫
- 片側の浮腫（DVT）
- ふくらはぎの浮腫
- 圧痕性浮腫（低アルブミン血症由来）
- 圧痕性浮腫（低アルブミン血症由来以外）
- 非圧痕性浮腫（甲状腺機能低下症）

❻ ショック①ショックの認識
- 爪の CRT
- 膝の CRT

❼ ショック②ショックの分類
- 外頸静脈の怒張

- 外頸静脈の虚脱

❾ 肺音
- 肺音の仕組み
- タイミングで分けるクラックルの分類
- ウィーズの重症度のイメージ

❿ 胸水・腹水
- 聴打診法

⓫ 腹膜刺激徴候
- 打診による圧痛
- 筋性防御
- 板状硬

⓬ 虫垂炎
- 腸腰筋サイン
- 閉鎖筋サイン

⓭ その他の腹部所見
- マーフィー徴候
- 肝叩打痛
- CVA 叩打痛

⓮ 関節痛
- 関節裂隙を探す：膝／指・手首／足首／肩

第2章 レベル2　発見するためのフィジカル

❶ リンパ節腫脹を見つける

- リンパ節を触るときのポイント
- 前頸部と後頸部リンパ節の区別の仕方

❷ パーキンソニズムを見つける

- 小刻み歩行（治療前・治療後）
- マイヤーソン徴候（治療前・治療後）
- 強剛（固縮）（治療前・治療後）
- 拘縮

❸ 肝硬変を見つける

- くも状血管腫
- はばたき振戦

❹ COPD を見つける

- 剣状突起下の心尖拍動

❻ 振戦を見つける

- ミオクローヌス
- 痙攣（てんかん発作）
- 悪寒戦慄（敗血症）
- 本態性振戦
- パーキンソン病
- 静止時振戦
- 姿勢時振戦
- 単純運動振戦
- 企図振戦

❼ クッシング症候群を見つける

- 皮膚の菲薄化（正常・異常）

本書の使い方

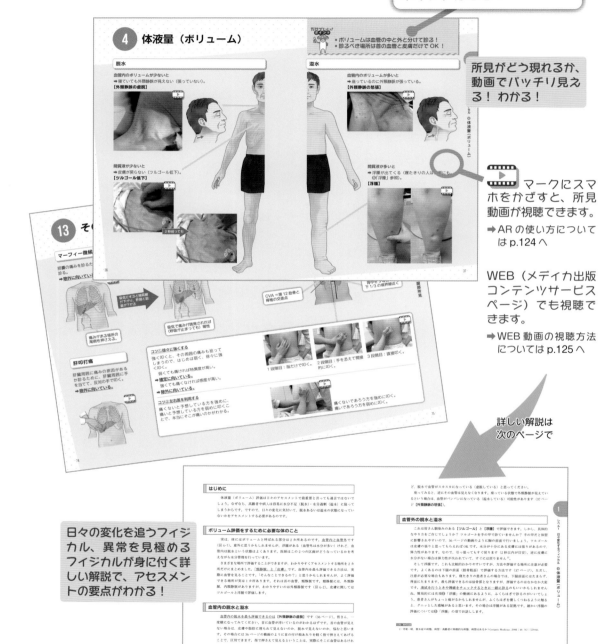

これだけは押さえておきたいポイントはここ！

所見がどう現れるか、動画でバッチリ見える！わかる！

▶ マークにスマホをかざすと、所見動画が視聴できます。
➡ AR の使い方については p.124 へ

WEB（メディカ出版コンテンツサービスページ）でも視聴できます。
➡ WEB 動画の視聴方法については p.125 へ

詳しい解説は次のページで

日々の変化を追うフィジカル、異常を見極めるフィジカルが身に付く詳しい解説で、アセスメントの要点がわかる！

序章

フィジカル
アセスメント、
まずはここから

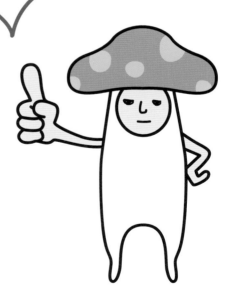

フィジカルアセスメント、まずはここから

フィジカルアセスメントとは？

「フィジカルアセスメント」という言葉を最近よく耳にするようになった看護師の皆さんも多いのではないでしょうか。そもそも「フィジカルアセスメントって何？」という方も多いと思います。

看護の世界では、フィジカルアセスメントを「問診と診察から得た情報を元に身体状態を評価（アセスメント）すること」とあります。「それって医師がすることじゃないの？」という方もいると思います。確かにそうかもしれません。ただ、看護の分野でも、必要な看護ケアを明確にし、根拠に基づく看護ケアを行うために、フィジカルアセスメントは重要であるとされており、厚生労働省「看護教育の内容と方法に関する検討会」報告書でも看護教育におけるフィジカルアセスメント教育は強化していくべきだとされています[1]。

フィジカルアセスメントは「問診」と「診察」に分かれます。「問診」に関しては、実際には以前から看護師の皆さんが予診を行っていたり、いろんな本がすでに出版されています。しかし、「診察」の部分ではあまりいい教育ができていないのが現状です。

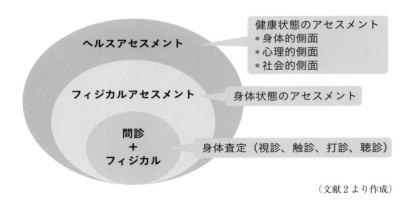

（文献 2 より作成）

そこで本書では、「診察」にフォーカスを当てました。さらには、後述しますが、フィジカルの難しさはその学びにくさにあると思います。異常な所見が、そうタイミングよく皆さんの目の前に現れないからです。そこで、「診察」の方法より、よく遭遇する異常所見を、患者さんの協力をいただいて動画や写真でまとめました。この本でフィジカルをより深く理解してもらえたらと思います。

なぜフィジカルアセスメント？

"フィジカルアセスメント（physical assessment）"なんて横文字にすると、何だかかっこよく聞こえますが、要は「診察」です。診察は医師がするもの、という考えがあるかもしれませんが、そうではありません。医師以外の医療者にもフィジカルアセスメントの適応は広がっています。看護師の皆さんだけでなく、薬剤師や理学療法士、作業療法士などのセラピストにも必要だと言われています。なぜそんなに注目されているのでしょうか？　その理由は、どこかの牛丼屋みたいですが、「はやい」「やすい」「うまい」の3つだと考えます。

「はやい」

フィジカルはすぐに行えるものばかりです。必要なものは、あなたの手です。もちろん聴診には聴診器、バイタルサイン測定には血圧計、ペンライトを使ったりもしますが、いずれも簡便な装置です。大きな検査機器は必要なく、かかる時間も短時間です。忙しい臨床の場において、はやさは重要です。

「やすい」

ベッドサイドで行うフィジカルは基本的には無料です。フィジカルがわかれば、患者さんの評価のために何回も採血や画像検査を行わずにすみます。胸水の量がどうなっているかを判断するために連日X線を撮る、なんてことは必要なくなります。看護師の皆さんには関係ないと思われるかもしれませんが、検査せずに担当患者さんの経過をより正確に追えるのはよいことだと思いませんか？　さらに、検査に痛みを伴うことも少なくありません。そういった意味で、患者さんへの侵襲、つまりは害が少ないこともフィジカルの特徴と言えます。

「うまい」

「うまい」は少し無理やりですが、フィジカルが患者さんの診断やフォローの決め手になることもあります。例えば、蜂窩織炎に決定的な検査はありません。病歴とフィジカルだけで、その診断がなされる病気です。そして経過を診る際も、採血での炎症反応なども重要ですが、基本的には皮膚の所見によって判断します。あと、振戦などもフィジカルでないと判断できない症状の一つです。ね、意外にフィジカルじゃないとわからないことも少なくないのです。

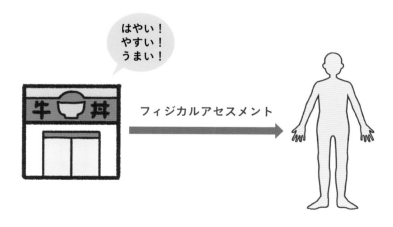

さあ、こんなに「はやくて、やすくて、うまい」フィジカルを食べたく、いや学びたくなってきましたか？　本書では、小難しいものではなく、日常的に皆さんが出会うことの多いフィジカルを集中して取り扱います。いろんな種類の丼を用意していますので、ぜひ全部食べてみてください。でもその前に、フィジカルアセスメントの"アセスメント"について考えてみましょう。

アセスメントとは？

そもそもアセスメントって何でしょうか。一般的な辞書によると「客観的に評価して分析すること」だそうです……。何だか小難しいですね。要するに、「やったことで得た情報を評価すること」でいいと思います。

もっと具体的に言うと、自分でやったフィジカルが陽性だったらどういう意味をもつのか、陰性だったらどういう意味をもつのか、ということです。そのために「診断特性」と「一致度」について、簡単に理解しておいた方がよいと思います。

診断特性

診察だけでなく、問診や検査にも「診断特性」というものがあります。このコロナ禍でだいぶ一般にも認識されるようになってきましたが、検査には「偽陽性」や「偽陰性」というものが一定数出てしまいます。実際には、新型コロナウイルスに感染していたのに迅速検査が陰性だったので職場に行ってしまい、周りに感染させてしまった、みたいなニュースをよく聞いたと思います。それはひとえに、迅速検査の「診断特性」を理解していなかったために起こった悲劇だと思います。

「診断特性」には「感度」と「特異度」というものがあります。国家試験で少しやりましたね？　苦手な人も多いんじゃないでしょうか。そうです、この表です。

	病気（＋）	病気（－）
検査（＋）	(a) 真陽性	(b) 偽陽性
検査（－）	(c) 偽陰性	(d) 真陰性
計	100	100

感度とは、「病気がある人の中でその検査（診察）が陽性である割合；a／(a＋c)」です。なので、感度が高い検査、例えば感度が99％であれば、その病気をもっている患者さん100人を診察すれば99人が陽性となる、ということです。つまり、偽陰性が少ない、ということです。

逆に特異度とは、「病気がない人の中でその検査（診察）が陰性である割合；d／(b＋d)」です。なので、特異度が高い検査、例えば特異度が99％であれば、その病気をもっている患者さん100人を診察すれば99人が陰性となる、ということです。つまり、偽陽性が少ない、ということです。どうでしょう……わかりますか？　まあ、ややこしいですよね。そこで、これだけ覚えてください。

- 感度が高い検査（診察）が陰性だと除外診断に向いている。
- 特異度が高い検査（診察）が陽性だと確定診断に向いている。

これだけです。

具体例で考えてみましょう。より身近な例にしたいので、先ほど登場した新型コロナウイルスの迅速抗原検査で話をしてみます。細かい値は違いますが、新型コロナウイルスの迅速抗原検査はおおよそ感度が80%で特異度は99%としましょう。昨日からあなたに熱と咽頭痛が出てきました。職場から抗原検査をするように指示を受けて、陰性でした。よかったですね。症状も軽いので仕事に行こうかと思いましたが、職場から自宅待機を命じられました。なぜでしょうね？ 陰性だったのに。それは抗原検査の感度が80%だからです。感度が80%ということは、新型コロナウイルスに感染してしまった10人が抗原検査を受けたとき、2人は誤って陰性、偽陰性になってしまうということですね。これは職場としては許容できませんよね。

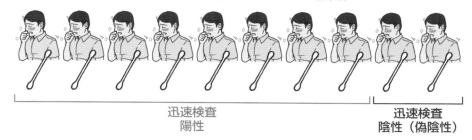

感度80%だと……
10人とも本当は新型コロナウイルス感染者

迅速検査
陽性

迅速検査
陰性（偽陰性）

実際、翌日には同僚にも陽性者が出て、ご自身にも咳が増えてきたため、再検査となりました。そこで残念ながら陽性となりました。それでもあなたは偽陰性があれば偽陽性もあるだろうと思い、自分は新型コロナウイルスには感染していないんじゃないかと考えました。しかし、抗原検査の特異度は99%です。つまり、新型コロナウイルスに感染していない100人が抗原検査を受けたとき、1人しか陰性にはならないということです。つまり、あなたはまず間違いなく、感染しています……。

どうでしょう？ 理解できましたでしょうか。これから本書に「感度」と「特異度」という言葉がたまに出てきます。ややこしくなれば、この項を見直してください。

一致度

フィジカルのさらに難しい側面として、そのフィジカルを行う人によって結果が異なることがあるということです。難しい言葉では「一致度」と言います。

皆さんの中にも、自分が診察したときは陰性と判断したのに、先輩が診察したときには陽性と判断された、ということはありませんか？ 例えば、心不全の患者さんの聴診をしたとき、先輩は「心雑音あり」と評価したのに、一緒に聴いた自分には心雑音が聴こえな

かった、なんてこと、ありませんか？ でも足の浮腫を診たときには同じく「浮腫あり」と評価できました。

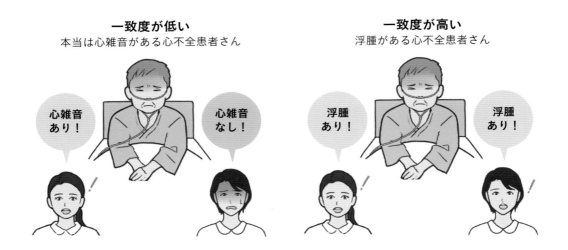

フィジカルアセスメントは難しいと思わせている要因の一つが、同じ患者さんを同じように診察しても、人によってアセスメントが違ってしまうことだと思います。

ですので、本書ではなるべくわかりやすく、診断特性についても解説しながら各フィジカルについて解説したいと思います。また、一致度が比較的高い、つまりは誰がやっても評価が変わりにくい、難しくないフィジカルに重点を置いて取り上げたいと思います。

看護師がアセスメントを行う意義

　看護師の皆さんがフィジカルアセスメントをする意義って何でしょうか。「そうは言っても、結局治療するのは医師だし、私たちには関係ない」と思っている方もいるんじゃないでしょうか。私はまったくそんなことはないと思います。もちろん、最近増えてきている診療看護師や特定看護師の方たちにおいてフィジカルは、より医師寄りの意味合いがあるかもしれません。しかし、そういった方以外の、すべての看護師の皆さんにとってフィジカルアセスメントを行う意義はあると思います。私は、皆さんが患者さんの病態を把握することで、より安全な医療を提供できると考えています。

　看護師の皆さんは一般的に医師に比べて、医療安全への意識が高いと思います。薬剤の投与など、医療行為の最終実施者が皆さんであることがその理由の一つだと思います。そして正しい知識を身に付けることは、医療行為の正確性を高めます。

　知識が正確性に役立つとはどういうことでしょうか。私がこのことを説明するときにいつもお見せしている例を出してみたいと思います。さて、車やバイクの免許を持っていらっしゃる方、というか、道を歩いたことのある方は必ず見たことのあるこの標識、どちらが正しいでしょうか？

駐車禁止のマーク
どちらが正しい？

　そう言われて、すっと答えられる人は少ないんじゃないでしょうか。では、このマークはNO（駐車してはダメ）から由来している、という知識を与えられていたらどうでしょう？

駐車禁止のマーク
英語のNOが元になっている！

　これで覚えられたんじゃないですか？ 知識があることで正確性が高くなるというのは、こういうことです。
　あれ？ あまり納得いってないですかね……。ではもう一つ。マスクの上下と裏表って迷いませんか？ 当然、鼻当てがある方が上でいいのですが、どちらが裏でどちらが表か、私はしょっちゅう迷っていました。コロナ禍になって改めて勉強したのですが、シワ（プリーツ）はホコリをためないためにあります。このプリーツが下向きになっていないと意味がありません。なので、プリーツが下向きになっているのが正しい装着の向きです。

マスクの正しい向きとプリーツの関係

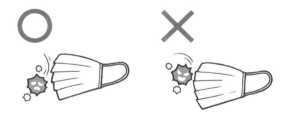

　これなら納得できましたでしょうか？ まだダメですか？
　それでは最後に実例です。先日あった話なのですが、蜂窩織炎で入院していた患者さんを私のチームで受け持っていました。抗菌薬投与から7日目が過ぎたのですが、まだ発赤は残っており、もう少し治療が必要な状況でした。しかし、私が抗菌薬の処方を出し忘れていました。病院によっては注射薬の終了の指示を出さずに、オーダーを出さないことをそのまま終了の指示とするところがあります。そのときの勤務先もそうでした。ある程度の期間、抗菌薬も投与したので終了と思ってもおかしくない場面です。でも、担当看護

師さんは私に「まだ発赤がありますが、抗菌薬は終了でよかったですか？」と聞いてくれました。その方がアセスメントしてくれたおかげでミスが防げました。

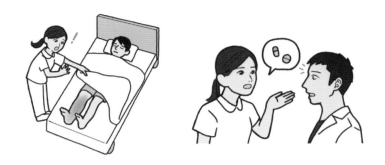

　このように、検査を判断したり治療の内容を決定するわけではない看護師の皆さんがアセスメントをする意義は大いにあります。正しい知識をもってアセスメントすることで、患者さんの診療に貢献することは本当に多いです。ぜひ本書でフィジカルアセスメントを学び、現場に活かしてください。

診察（フィジカル）の基本と種類

　先ほどフィジカルアセスメントとは何かについて説明しました。フィジカルアセスメントは「問診と診察から得た情報を元に身体状態を評価（アセスメント）すること」でしたね。用語として少しややこしいのですが、一般的には「フィジカル」だけであれば、それは「診察」を指すことが多いです。本書で「フィジカル」とだけ書いているときには、それは「診察」のことと思ってください。

　フィジカルは「部位」と「種類」に分かれます。

　「部位」は、全身状態やバイタルサインといった全身を診るものと、頭部・腹部・神経といった部位別に診るものです。

　「種類」には、視診（みる）、触診（さわる）、打診（たたく）、聴診（きく）の4つがあります。順番は基本的には「視診→触診→打診→聴診」ですが、腹部だけは例外的に「視診→聴診→打診→触診」です。患者さんの負担が少ない順に行うと記載しているものもありますが、実際には腹部を触ると、その刺激で腸の音が変わってしまう可能性があるからです。

　はじめにお伝えしたとおり、いろんな本や動画で、正しいフィジカルのやり方について解説されています。本書では「正しいフィジカルのやり方」ではなく、「異常所見の診方」にフォーカスを当てています。正しい手順を知りたい方は成書を参考にしてみてください。

　では、異常所見には種類があるのでしょうか。これには決まった分類はありません。本書では第1章と第2章で大きく2つに分けてみました。

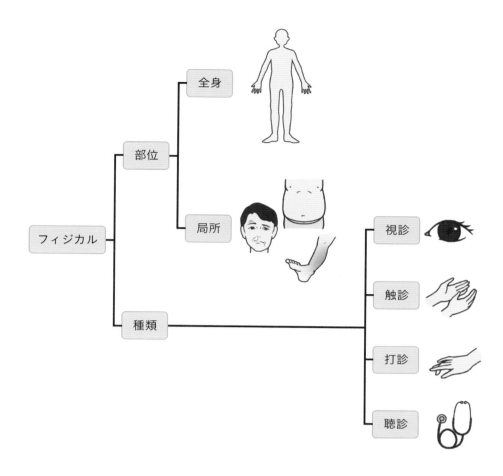

レベル１：経過を追うためのフィジカル（日々のフォローに役立つ）
レベル２：発見するためのフィジカル（異常の発見に役立つ）

　この２つです。本来、看護師の皆さんにとってのフィジカルアセスメントは、主にレベル１のために行うものです。そしてより簡単なのは、レベル１だと思います。すでにある異常を異常と認識して、その異常の日々の変化を追うことで、正しいアセスメントができるようになります。例えば、蜂窩織炎で入院している患者さんの蜂窩織炎による浮腫を認識し、経過を追えるか、といった感じです。

　慣れてきたら、ぜひ第２章のレベル２にも挑戦してください。レベル２は現在の症状とは関係なく、異常が出現することの多いフィジカルです。第２章では見つけることに意義があるフィジカルをまとめてみました。例えば、蜂窩織炎で入院している患者さんに実は肝硬変があったことを発見し、アセスメントできるか、といった感じです。

　レベル１から取り組んでもらうことで、レベル２にも応用できることが多くあります。ただ、なかなか異常を異常と認識する、発見することって難しいですよね。次はどうやってそれを学んでいけばよいかを説明します。

診察（フィジカル）の学び方

　一般的な診察の順番は

問診→診察（フィジカル）→検査→診断→治療

ですよね。この順番が難しいのです！ あるかないか、わからないまま診察して、「ある」もしくは「ない」と判断するのがとても難しいのです。もちろん実際にアセスメントする場合にはこの順番でやらないといけないのですが、学ぶ段階では、ぜひ次の順番で学ぶことをおすすめします。

診断→検査→診察（フィジカル）

　例えば、貧血の患者さんが入院していた（診断）としましょう。そして、その採血結果（検査）を見ると、ヘモグロビンが 5g/dL と、通常の半分以下の貧血でした。こんな人にはまず間違いなく「眼瞼結膜の蒼白」（診察）があります。なので、この人に「眼瞼結膜の蒼白を見せてもらおう」と思って、診に行ってください。そうすることで、「あ、こういうのが眼瞼結膜の蒼白なのか」とわかるようになります。

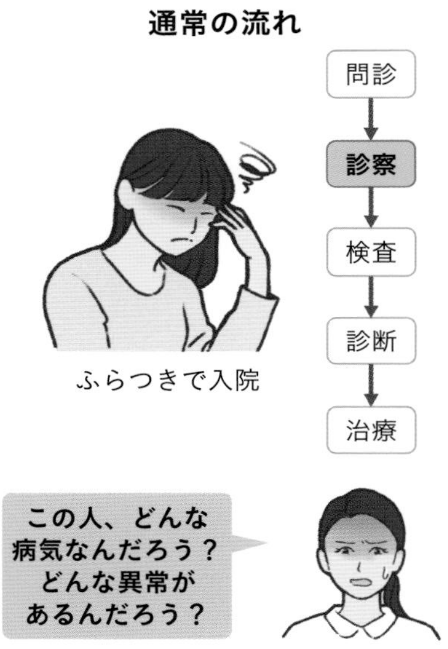

通常の流れ

問診 → 診察 → 検査 → 診断 → 治療

ふらつきで入院

この人、どんな病気なんだろう？ どんな異常があるんだろう？

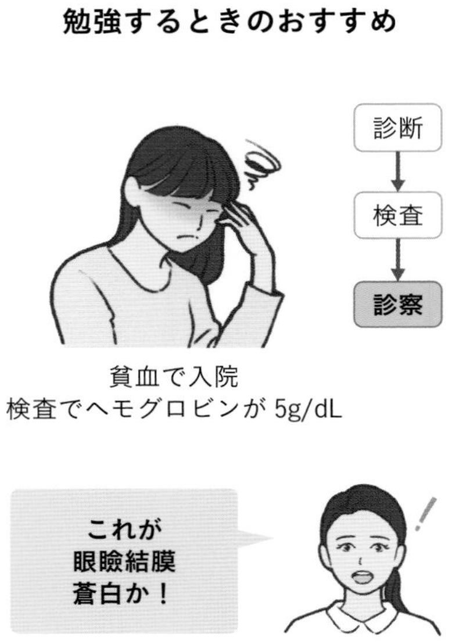

勉強するときのおすすめ

診断 → 検査 → 診察

貧血で入院
検査でヘモグロビンが 5g/dL

これが眼瞼結膜蒼白か！

ただし問題なのは、そんなに都合よく異常所見がある人と出会わないことです。ここがフィジカルを学ぶときの一番の問題点なのです。ですので、本書は「異常所見を知ってもらう」ことをメインにしました。ちまたにはフィジカルアセスメントに関わる本が数多く出版されていますが、これだけ「異常所見」を集めた本はほかにまだないと思います。ぜひフィジカルの勉強をするお供に本書を使ってください。

引用・参考文献

1）厚生労働省．看護教育の内容と方法に関する検討会報告書．平成23年2月28日．https://www.mhlw.go.jp/stf/houdou/2r9852000013l0q-att/2r9852000013l4m.pdf

2）内橋恵．フィジカルアセスメントとは？　看護用語の意味や基本手順を解説．なるほど！ ジョブメドレー．https://job-medley.com/tips/detail/1017/

第1章

＼レベル1／
日々変化する
フィジカル

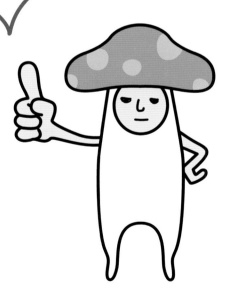

1 バイタルサイン
① 体温と呼吸

体温

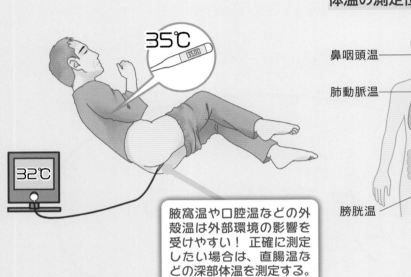

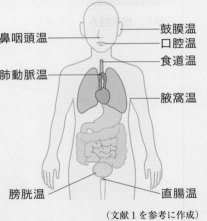

体温の測定位置

鼻咽頭温 ─── 鼓膜温
口腔温
食道温
肺動脈温 ─── 腋窩温
膀胱温 ─── 直腸温

（文献1を参考に作成）

腋窩温や口腔温などの外殻温は外部環境の影響を受けやすい！ 正確に測定したい場合は、直腸温などの深部体温を測定する。

呼吸数

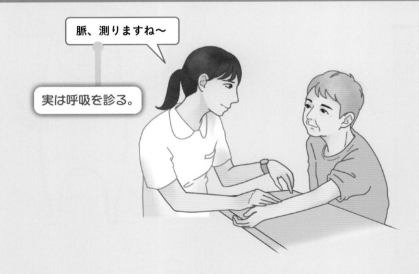

脈、測りますね〜

実は呼吸を診る。

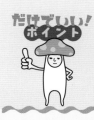

● 体温は「測定場所」に注意しよう！
● 呼吸数は 60 秒で数と様式を診よう！

異常呼吸様式

【クスマウル呼吸】	【チェーンストークス呼吸】	【ビオー呼吸】
深くて早く、規則性がある。	深く早い呼吸が続いた後ゆっくりになり、呼吸が止まることを繰り返す。	浅くて早い呼吸と無呼吸を不規則に繰り返す。
昏睡時、代謝性アシドーシス、尿毒症	重症心不全、脳疾患、薬物中毒	頭蓋内圧亢進

死戦期呼吸

【下顎呼吸】	吸気時に下顎を動かして空気を飲み込むような呼吸で、顎の動きのみであり、胸郭はほとんど動かない。
あえぎ呼吸	深い吸息と速い呼息が数回続いた後に無呼吸となる。
鼻翼呼吸	吸気時に鼻翼が広がり呼気時に鼻翼が縮まる呼吸で、胸郭はほとんど動かない。

レベル1　日々変化するフィジカル　❶ バイタルサイン ① 体温と呼吸

1

はじめに

「バイタルサインのチェックは基本！」と今までに何回言われましたか？ 私は 500 回くらい聞いたと思います。本当に。実際、それくらい基本で、それくらい大事です。なぜそんなに大事なのでしょうか。それはバイタルサインが生命の根幹だからです。

バイタルサインは日本語で「生命（バイタル）の徴候（サイン）」と訳され、人間の生命活動における重要な指標です。「体温」「呼吸」「脈拍」「血圧」の 4 項目を基本として確認していきましょう。続けて、「意識」や「SpO₂」、「尿量」などをバイタルサインとして記載している人もたまにいますが、厳密にはこの 4 つになります。本書では「意識」も含めた 5 つを 3 項目に分けて解説します。

なぜバイタルサインが大事なのか？

先ほどもお伝えしたとおり、バイタルサインは生命の徴候です。これが異常になると、それはもう急変であり、ヤバイ状態です。しかし実際は、急変の前に 70% の患者さんにバイタルサインの変化が起こっていて、25% の医師はそれに気付いていなかったという残念なデータがあります [2]。皆さんにはぜひ、急変する前のバイタルサインの異常に気付いてほしいと思います。

バイタルサインのもう一つの特徴は「数字」にできることです。ほかのフィジカルはほとんどが数字にはできないものですが、バイタルサインは数字にできます。なので、比較的評価しやすいというのもバイタルサインが有用な理由の一つです。「序章」でお伝えした「一致度」が高いんですね。測定の仕方は別の書籍に譲って、ここではそのアセスメントにフォーカスして解説したいと思います。

体温

「バイタルサインと言えばまず体温」と思っている人も多いでしょう。体温では「測定場所」が重要です。

体温は高いことばかりが心配になりますが、実は低体温も非常に危険な状況です。32℃未満の低体温は電子体温計では測定できなくなります。その場合には直腸プローベなどで深部体温を測定しましょう。腋窩と直腸ではかなり異なることに驚くと思います。

病棟ではあまり一般的ではありませんが、体温を測定する場所は 24 ページの「体温の測定位置」のように 8 カ所もあります [1]。腋窩温と口腔温は外殻温と呼ばれ、測定が容易な反面、外部環境の影響を受けやすいというデメリットがあります。正確に体温を測定したい場合は、直腸温などを測定する必要があります。

呼吸

皆さん、「呼吸」は診ていますか？ 実はバイタルサインの隠れた最重要項目が「呼吸数」

です。呼吸は急変を察知したり、重症度を評価するためにとても役立ちます。体温や脈拍はいろんな状況で変化しますし、血圧が下がった時点で、もうそれは急変を起こしています。呼吸は体温や脈拍ほど状況で変化しませんし、異変時には血圧よりも早く変化します。ぜひ呼吸を診る習慣をつけましょう。ちなみに、呼吸を測定するときのポイントは「今から呼吸の回数を測りますね」と言わないことです！ それを言ってしまうと患者さんは意識して呼吸をしてしまうので、本当の呼吸数とは違ってしまう可能性があります。おすすめとしては、脈拍や血圧を測っているときに一緒に呼吸を診るのがいいでしょう。

呼吸では「呼吸数」と「呼吸様式」の2つを診る必要があります。

呼吸数

呼吸数は「吸って吐く」を1回とし、1分間当たりの回数を数えます。実際には30秒間測定し、実測値×2（回／分）とするのが簡便ですが、正式には60秒で測定します[3]。相手に数えていることを悟られないように、手首で脈拍などをとりながら数えるのが望ましいでしょう。回数として重要なのは「22回／分以上」かどうかです。なぜ「22」かというと、それが敗血症のサインとなっているからです。敗血症は非常に重篤な状態になることが多い、危険な病気です。敗血症になると、菌による影響や発熱によって呼吸中枢が刺激され、呼吸数が増加することが知られています[4]。

呼吸様式

ではなぜ、60秒もの長い間、呼吸を測定しないといけないのでしょうか？ それには呼吸様式が関わってきます。呼吸様式には結構種類があります。日常的に出くわす可能性がある重要な呼吸様式とその原因疾患は25ページ「異常呼吸様式」のとおりです。この3つを押さえてもらえれば十分です。特に【チェーンストークス呼吸】は頻呼吸と無呼吸を30秒程度で繰り返すことが多いため、60秒測らないと正確に診ることができないので注意が必要です。【クスマウル呼吸】は深呼吸をしているような呼吸で、早いというよりは大きい、という感じです。詳細は省きますが、体にたまっている酸を呼吸を使って拮抗しようとしているためにこのような呼吸となります。【ビオー呼吸】は呼吸中枢に異常が起こっているため、ランダムな呼吸となってしまいます。

また「死戦期呼吸」も重要な呼吸様式です。病棟で経験を積まれた看護師の皆さんは亡くなる直前の特徴的な呼吸を見たことがあるでしょう。亡くなる方のおおよそ半分に、亡くなる数日から数時間前に特徴的な呼吸が出現します[5]。死戦期呼吸にもいくつかの種類があります（25ページ「死戦期呼吸」）。

このような呼吸を見た場合は、病棟では死期が迫っている可能性が高いとアセスメントし、救急の現場では呼吸をしていると勘違いせずに心肺蘇生を遅らせないようにしましょう。

引用・参考文献

1）コヴィディエンジャパン株式会社．体温管理：測定部位による体温の違い．http://www.medtronic.me/content/dam/covidien/library/jp/ja/clinicaleducation/rms/perioperativetemperature/body-temperature-management-new-web.pdf

2）Franklin C, Mathew J. Developing strategies to prevent inhospital cardiac arrest：analyzing responses of physicians and nurses in the hours before the event. Crit Care Med. 1994；22（2）：244-7.

3）Margolis P, Gadomski A. The rational clinical examination. Does this infant have pneumonia? JAMA. 1998；279（4）：308-13.

4）江木盛時ほか；日本版敗血症診療ガイドライン2020特別委員会．日本版敗血症診療ガイドライン2020．日本集中治療医学会雑誌．28 Supplement，2020．

5）Eisenberg MS. Incidence and significance of gasping or agonal respirations in cardiac arrest patients. Curr Opin Crit Care. 2006；12（3）：204-6.

2 バイタルサイン
②心拍／脈拍数と血圧

心拍／脈拍数

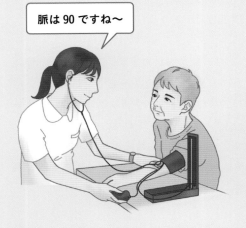

脈は90ですね〜

心電図で見ると220回／分
➡ 90回／分しか有効な脈に
つながっていないことがある！

【心拍と脈拍の乖離】

心拍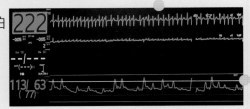

脈として触れるのは90回

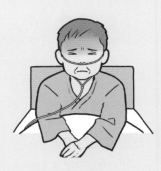

年齢70歳で心拍180回／分
➡ 220−年齢（＝150）＜180なので、不整
脈が原因で症状が出ている可能性が高い。

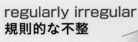

irregular
不整

irregularly irregular
絶対不整

regularly irregular
規則的な不整

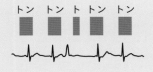

トン　トン　ト　ン　トン

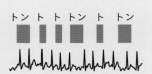

トン　ト　ト　トン　ト　トン

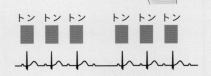

トン　トン　トン　　　トン　トン　トン

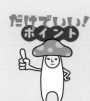

- 脈拍と心拍は違うときがある！
- 脈拍はリズムで３つに分ける！
- 血圧は左右差と、意識障害を伴う異常な高血圧と低血圧に要注意！

血圧

異常な低血圧、普段よりも低い血圧

➡ ショック

異常な高血圧＋意識障害

➡ 脳卒中（特に脳出血）

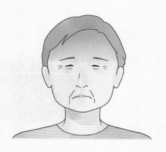

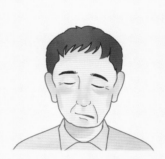

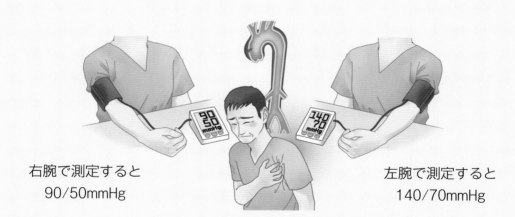

右腕で測定すると
90/50mmHg

左腕で測定すると
140/70mmHg

左右差が 20mmHg 以上あると
大動脈解離の可能性が高い！

体温と心拍の関係

　熱が上がると脈が上がります。どのくらいかというと、1℃上がると心拍数が 10 ～ 20 回／分程度上がります。体温が上がっているのに心拍数が上がってない場合、原因としては、①特定の菌に感染している、②脈を下げる薬剤を飲んでいる、③徐脈性の不整脈を持っている、などが考えられます。

はじめに

　次は心拍／脈拍数と血圧です。これまた重要ですね。血圧と脈拍は密接に関わることが多いので一緒にまとめました。

心拍／脈拍数

　心拍数は血圧と同様に、血液循環を把握するための指標となります。臓器灌流を保つために頻脈になることが多く、頻脈はさまざまな病態の前兆である可能性があります。心拍／脈拍数では「数」と「リズム」の2つが重要です。

心拍と脈拍は実は違う

　その前に皆さん、心拍と脈拍は違うことを理解していますか？　当然ですが、心拍は心臓の拍動で脈拍は脈の拍動です。「え!? 一緒じゃないの？」って方、いますよね。私も医学生のときはそう思っていました。しかし研修医になって救急外来で研修するようになると、心拍と脈拍が違う患者さんに結構出会いました。特に多いのが、心房細動の方です。モニターで見ると、心拍220回／分ですが、脈をとると90回／分くらいしかないことがあります（28ページ【心拍と脈拍の乖離】）。心房細動では、十分に血液を拍出する心拍動とそうでない心拍動が出たりします。なので、心臓の動きを見ている心電図ではちゃんと220回／分になっていても、実際には90回／分しか有効な脈につながっていないときがあるので注意が必要です。血圧が低いショックのときなども同じ現象が起こったりします。

脈拍数は 220 －年齢がマックス

　脈拍数は両側の橈骨動脈を触知して、30秒間測定します。実測値×2（回／分）とするのが簡便です。「呼吸同様、60秒測定すべき！」という人もいますが、脈拍に関しては30秒×2でもよいというデータもあります[1]。実際、私も30秒でよいかなと思っています。呼吸のように長時間診ないとわからないことが少ないからです。

　脈拍数として難しいのが、「しんどいから脈が上がっている」のか「脈が上がっているからしんどいのか」の判断です。「脈拍数の限界（最大心拍数）は220－年齢」と言われています[2]。ですので、いくらしんどいからといって、80歳の高齢者で脈拍数180回／分というのは明らかに早すぎます。おそらく不整脈で脈拍数が180回／分となり、そのためにしんどくなっていることが予想されます。

難しいけれど重要な脈のリズム

　リズムでは、触知した拍動が規則的か不規則かを判断します。脳梗塞の原因となりうる心房細動は、これだけで見つけられる可能性があります。ぜひチェックしてみましょう！

　少し応用編ですが、脈の不規則には3パターンあります。それはirregular；イレギュラー（不整）、irregularly irregular；イレギュラリーイレギュラー（絶対不整）、regularly irregular；レギュラリーイレギュラー（規則性のある不整）です（表2-1）。ナンジャソラーって言いたくなりますよね。説明します。

　不整脈の勉強をするとわかるのですが、基本的には普通の脈で、時々不整な脈がピンと出るパターン、発作性上室頻拍（PVC）なんかが代表ですが、そういう脈が出る人は少な

表2-1 **脈の不規則のパターン**

irregular（表記：ireg.）	不整	期外収縮
irregularly irregular（表記：irreg. irreg.）	絶対不整（不規則な不整）	心房細動
regularly irregular（表記：reg. irreg.）	規則的な不整	Ⅱ度房室ブロック

くありません。この場合を単なる不整（ireg.）と表記します。心房細動では完全に脈が不整になります。脈をとると、完全にバラバラに脈が触れます。これをイレギュラリーイレギュラー（不規則な不整）と表現し、絶対不整（irreg. irreg.）と記載します。Ⅱ度房室ブロックであれば、脈が徐々に伸びていくので、脈は規則的に不整になります。このパターンではレギュラリーイレギュラー（規則的な不整）と表現し、規則的な不整（reg. irreg.）と記載します。

わかりにくいかもしれませんが、モニターをつけた患者さんの脈をとると、わかるようになります。

血圧

血圧は「血圧の値」と「左右差」に注意してください。血圧を測定することで、心機能の異変や全身の血液量の異常などを察知することができます。低血圧も高血圧も、ともに注意が必要です。

高血圧の場合は収縮期血圧が 180mmHg を超えると、血圧が高いこと自体で頭痛が起こったり、臓器にダメージを与えることがあります。また意識障害の患者さんで血圧が 170mmHg 以上だと脳出血の可能性がとても高くなることも知っておいた方がいいでしょう[3]。

低血圧は一般的には 90mmHg 以下とされていますが、普段から低い人もいます。逆に普段は 160mmHg くらいある人が 100mmHg に急に下がるのも良くない徴候のことがあります。平常時の数値をしっかりと把握しておき、変化の幅に注意しましょう。低血圧（ショック）は本章❻「ショック①ショックの認識」で説明しますね。

また、救急外来などでは血圧の「左右差」にも着目しましょう。上肢の収縮期血圧の左右差は、平均すると 6 〜 10mmHg です。20mmHg 以上の差があることは稀で、血流障害がある可能性があります。突然発症の胸痛や腰背部痛がある場合は、血圧の左右差を見つけることで大動脈解離を疑うきっかけになりますので[4]、状態が悪い患者さんや胸痛の患者さんでは血圧の左右をチェックするようにしましょう！

引用・参考文献
1）小林宏光ほか．脈拍数測定の正確さと測定時間との関係．日本看護研究学会雑誌．32（1），2009，1_131-1_136．
2）Karvonen MJ, et al. The effects of training on heart rate ; a longitudinal study. Ann Med Exp Biol Fenn. 1957 ; 35（3）: 307-15.
3）Ikeda M, et al. Using vital signs to diagnose impaired consciousness : cross sectional observational study. BMJ. 2002 Oct 12 ; 325（7368）: 800.
4）von Kodolitsch Y, et al. Clinical prediction of acute aortic dissection. Arch Intern Med. 2000 Oct 23 ; 160（19）: 2977-82.

3 バイタルサイン
③ 意識

GCS の覚え方を体操にしたもの：アジミ体操

V（verbal response：言語反応）の体操

V 1	V 2	V 3	V 4	V 5
発語なし	発声（voice）のみ	意味のない単語（word）	意味のない会話	見当識あり

M（motor response：運動反応）の体操

M 1	M 2	M 3	M 4	M 5	M 6
反応なし	伸展反応（除脳硬直）	病的屈曲（除皮質硬直）	痛みによる手の屈曲（肘がひらく）	痛み刺激部位の認識	指示に従う

［安心院康彦ほか．プレホスピタル・ケア．2008; 21（5）: 1-3 を参考に作成］

だけでいい！ポイント

● 意識障害を数値化しよう！

GCS・JCS の評価

【目を見る】　　　【話しかける】　　　【刺激を加える】

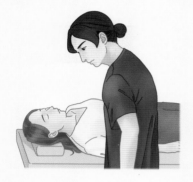 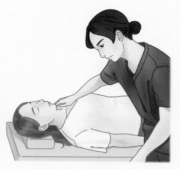 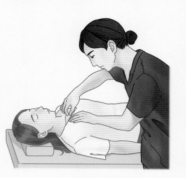

名前と見当識の確認

運動反応

【除皮質硬直】

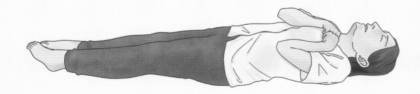

【除脳硬直】

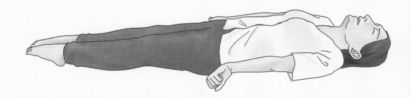

はじめに

　バイタルサインの最後は意識です。先ほども書きましたが、厳密には意識はバイタルサインとは異なります。ただ、バイタルサインに続いて評価されることが多いので、ここで解説します。意識の評価方法で重要なのは「定量的な評価」です。

定量的な評価

　意識障害があって入院する方は少なくないでしょう。ただそのときのアセスメントはしっかりとできているでしょうか。意識をアセスメントするには、どのくらい意識が悪いのか、つまりは重症度をしっかりと評価することが大切です。意識障害の重症度を評価しないと、例えば入院の引き継ぎで図3-1のようなやり取りがありえますし、実際に時々見ますね。フィジカルな検査値のように定量化、つまりは数字にしにくいものが多いですが、数字にできるものは数字にしてアセスメントしましょう。

JCS と GCS

　数字で意識を表す方法には2つあります。「ジャパン・コーマ・スケール（Japan Coma Scale；JCS）」と「グラスゴー・コーマ・スケール（Glasgow Coma Scale；GCS）」です。2つとも、ある程度暗記が必要です。しょっちゅう意識をアセスメントしなければならない看護師の皆さん以外は、両方とも覚えにくいと思いますので、小さく印刷して、名札の裏やメモ帳に貼っておくことをおすすめします。

ジャパン・コーマ・スケール（Japan Coma Scale；JCS）

　「ジャパン」の名の通り、日本で開発された評価方法です。3-3-9度方式とも呼ばれます。なぜ3-3-9度かというと、大きく3つに分けて、その後、細かく3つに分ける、3×3＝9で3-3-9度方式です。表にすると、表3-1のようになります。数字が大きくなるほど重症です。「JCS II-20」のように記載します。

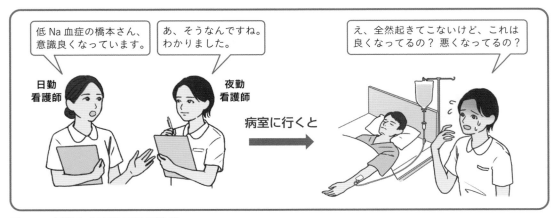

図 3-1　日勤から夜勤の引き継ぎ

表 3-1　JCS（Japan Coma Scale）

Ⅰ．刺激しないでも覚醒している状態
0.　意識清明
1.　見当識は保たれているが意識清明ではない
2.　見当識障害がある
3.　自分の名前・生年月日が言えない

Ⅱ．刺激すると覚醒する状態
10.　普通の呼びかけで容易に開眼する
20.　大きな声または体を揺さぶることにより開眼する
30.　痛み刺激を加えつつ、呼びかけを続けると辛うじて開眼する

Ⅲ．刺激をしても覚醒しない状態
100.　痛み刺激に対し、払いのけるような動作をする
200.　痛み刺激で少し手足を動かしたり顔をしかめる
300.　痛み刺激にまったく反応しない

表 3-2　GCS（Glasgow Coma Scale）

E（Eye opening；開眼）
4.　自発的に開眼
3.　呼びかけにより開眼
2.　痛み刺激により開眼
1.　痛み刺激により開眼なし

V（best Verbal response；最良言語反応）
5.　見当識あり
4.　混乱した会話（見当識障害あり）
3.　不適当な発語（単語）
2.　理解不明の音声（アーアーウーウー）
1.　発語みられず

M（best Motion response；最良運動反応）
6.　指示に従う
5.　疼痛部に手を持っていく
4.　逃避行動
3.　異常屈曲反応
2.　異常伸展反応
1.　反応なし

グラスゴー・コーマ・スケール（Glasgow Coma Scale；GCS）

　　JCS に対して、GCS は世界的に使われています。E（Eye opening；開眼）、V（best Verbal response；最良言語反応）、M（best Motion response；最良運動反応）の 3 項目を合計した点数（3 〜 15 点）でスコア化したものです（表3-2）。E は 1 〜 4 点、V は 1 〜 5 点、M は 1 〜 6 点なので、最低 3 点、最高 15 点です。15 点を正常とし、数字が小さいほど重症で、8 点以下が特に重症です。「E3V2M4」のように記載します。GCS の場合は合計点数も記載することがありますね。ちなみに挿管されている人はしゃべれないので、V は T と表記されます。GCS の覚え方を体操にした、アジミ体操というものがあります[1]。この体操で体を動かしながら覚えましょう！（32 ページ「アジミ体操」）

評価する際のコツ

　　こればかりは覚えるしかないのですが、GCS や JCS を評価するときのポイントは【目を見る】【話しかける】（名前と見当識の確認）【刺激を加える】と、異性へのアプローチの順と一緒です。すいません、ちょっと変なこと言いましたが気にしないでください。

　　目があいていれば、JCS では一桁は確定で、GCS では E が 4 点となります。話しかけて返答があれば、JCS では 1 〜 20 で、GCS では V が評価できます。刺激を加えることで反応があれば、JCS では 30 〜 200 で、GCS では M の評価ができます。

JCS と GCS の違い

　　JCS は主に頭部外傷や脳血管障害の進行の評価に使われ、GCS は外傷性脳障害による意識障害の評価に使われます。一般論的には JCS は簡単につけられるので急性期に、GCS はより細かいので少し時間が経った亜急性期以降によく使われます。最も重要なのは、同じスケールを使い続けて評価することです。院内や病棟のルールを統一して評価しましょう。

引用・参考文献

1）安心院康彦ほか．最良運動反応（Best motor response）の視覚的記憶法：病院前救護での Glasgow Coma Scale の普及を目指して．プレホスピタル・ケア．2008；21（5）：1-3.

脱水

血管内のボリュームが少ないと
➡ 寝ていても外頸静脈が見えない（張っていない）。

【外頸静脈の虚脱】

間質液が少ないと
➡ 皮膚が戻らない（ツルゴール低下）。

【ツルゴール低下】

2秒経っても ➡

➡ <u>確定に向いている。</u>

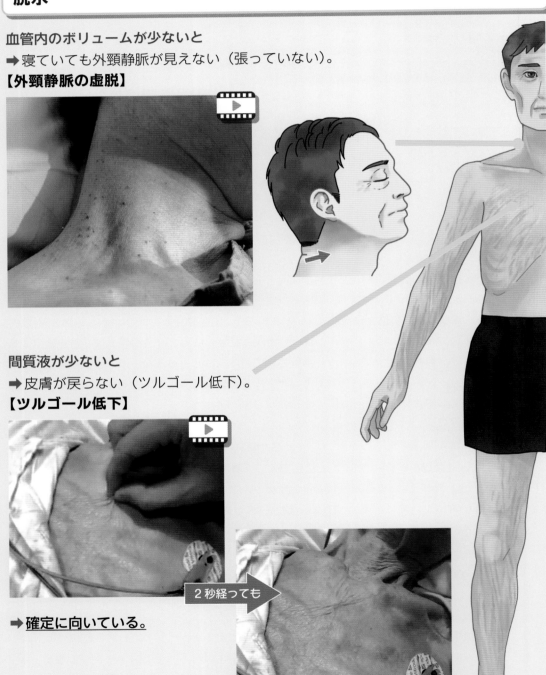

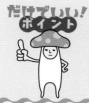

- ボリュームは血管の中と外と分けて診る！
- 診るべき場所は首の血管と皮膚だけで OK！

溢水

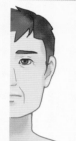

血管内のボリュームが多いと

➡ 座っているのに外頸静脈が張っている。

【外頸静脈の怒張】

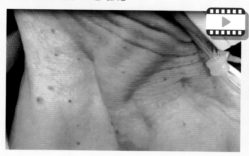

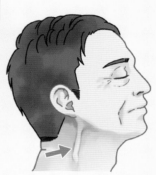

➡ <u>確定に向いている。</u>

間質液が多いと

➡ 浮腫が出てくる（寝たきりの人は背面にも。
　❺「浮腫」参照）。

【浮腫】

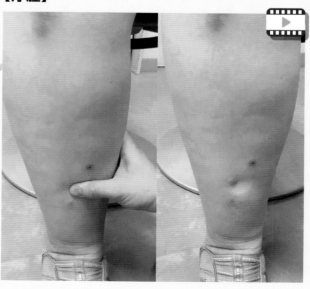

はじめに

　体液量（ボリューム）評価は日々のアセスメントで最重要と言っても過言ではないでしょう。なぜなら、高齢者や病人は容易に水分不足（脱水）・水分過剰（溢水）に陥ってしまうからです。ですので、日々の変化に気付いて、脱水あるいは溢水の状態になっていないかをアセスメントする必要があるのです。

ボリューム評価をするために必要な体のこと

　実は、体にはボリュームと呼ばれる部分は2カ所あるのです。血管内と血管外です（図 4-1）。意外に思うかもしれませんが、浮腫がある（血管外は水分が多い）けれど、血管内は脱水という状態はよくあります。医師はこの2つの区画がどうなっているかを考えながら水分管理を行っています。

　さまざまな場所で評価することができますが、わかりやすくアセスメントする場所を2カ所だけにまとめました。「頸静脈」と「皮膚」です。血管内を最も評価できる方法は、実際に血管を見ることです。「そんなことできるの？」と思うかもしれませんが、よく評価できる場所が実は1カ所あります。それは首の血管、頸静脈です。頸静脈には、外頸静脈、内頸静脈がありますが、わかりやすいのは外頸静脈です（図 4-2）。皮膚に関してはツルゴールと浮腫で評価します。

血管内の脱水と溢水

　血管内の脱水を最も評価できるのは【外頸静脈の虚脱】です（36 ページ）。皆さん、一度横になってみてください。首に血管が浮いているのがわかるはずです。首の血管が見えない場合は、皮膚や脂肪に埋もれて見えないのか、脱水で見えないのか、悩むと思います。その場合には 36 ページの動画のように首の付け根あたりを軽く指で押さえてあげることで、区別できます。指で押さえて見えるということは、実際にそこに血管はあるけれ

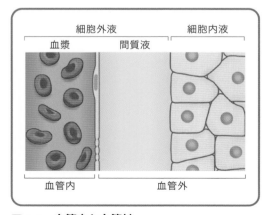

図 4-1　**血管内と血管外**

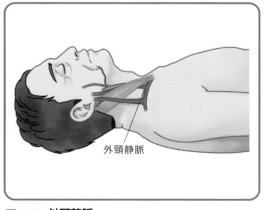

図 4-2　**外頸静脈**

ど、脱水で血管がスカスカになっている（虚脱している）と思ってください。

　座ってみると、逆にその血管は見えなくなります。座っている状態で外頸静脈が見えているという場合は、血管がパンパンになっている（溢水している）可能性があります（37ページ【外頸静脈の怒張】）。

血管外の脱水と溢水

　これは皆さん馴染みのある【ツルゴール】と【浮腫】で評価できます。しかし、具体的なやり方をご存じでしょうか？ ツルゴールを手の甲で診ていませんか？ 手の甲だと体型に影響されやすいので、36ページの動画のように胸の前面で行いましょう。ツルゴールは皮膚の張りと思ってもらえればOKです。水分が十分にある皮膚には張りがあるので、弾力性があります。なので、引っ張ってもすぐ戻ります（2秒以内が目安）。逆に皮膚に水分がない場合は弾力性が失われていて、すぐには戻りません[1]。

　そして浮腫です。これも比較的わかりやすいですが、方法や評価する場所に注意が必要です。よくあるのは下腿の前面（脛骨粗面）で評価する方法です（37ページ）。ただし、注意が必要な場合もあります。寝たきりの患者さんの場合では、下腿前面にはたまらず、背面にたまります。最も評価できるのは仙骨部となりますが、評価するのはなかなか大変です。清拭を行うときや褥瘡をチェックするときに一緒に診るのもいいかもしれませんね。簡易的には次項❺「浮腫」の動画にあるように、ふくらはぎで診るのがいいでしょう。患者さんがちょっと痛がるかもしれませんが、ふくらはぎを優しくつねるように触ると、グニッとした感触があると思います。その場合は浮腫がある証拠です。細かい浮腫の評価については❺「浮腫」の項でお話しします。

引用・参考文献
1）守尾一昭．脱水症の病態，病型：高齢者に特徴的な病態，病型はあるか？ Geriatric Medicine. 2008；46（6）：559-66.

腋窩の乾燥が一番いいんだけど……

　よく勉強されている方は、「おいおい、一番良い指標の腋窩の乾燥がないぞ」と思っているでしょう。そのとおり。実は脱水を診るフィジカルとして腋窩の乾燥は有用とされています。しかし、腋窩をわざわざ診察するのは若干手間だし、何より少し不潔だと思われます。手袋をして触るのはよいと思いますが、いまいちわかりづらいし……。個人的にはすすめていません。

5 浮腫

浮腫の分類

片側の浮腫はまず局所の病気を考える
【片側の浮腫】

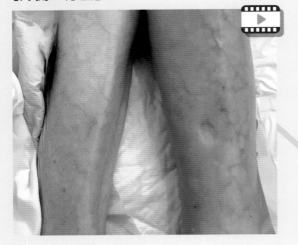

寝たきりの人はふくらはぎや大腿の裏を触る
【ふくらはぎの浮腫】

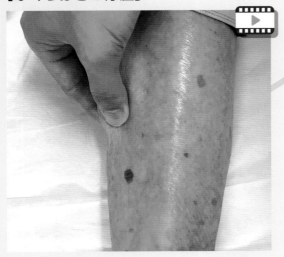

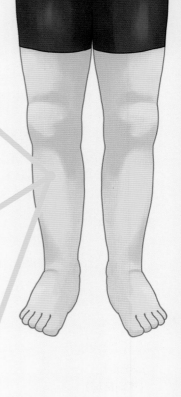

浮腫が戻るまでの早さで3つに分類する
①非圧痕性（Non pitting）
②戻りが早い圧痕性（Fast pitting）
③戻りが遅い圧痕性（Slow pitting）

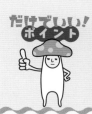

- まずは局所か全身かを見極める！
- 全身は「心！腎！肝！甲！薬！」の5つが原因！
- 5秒押して何秒で戻るかで原因を分ける！

浮腫の診断フローチャート

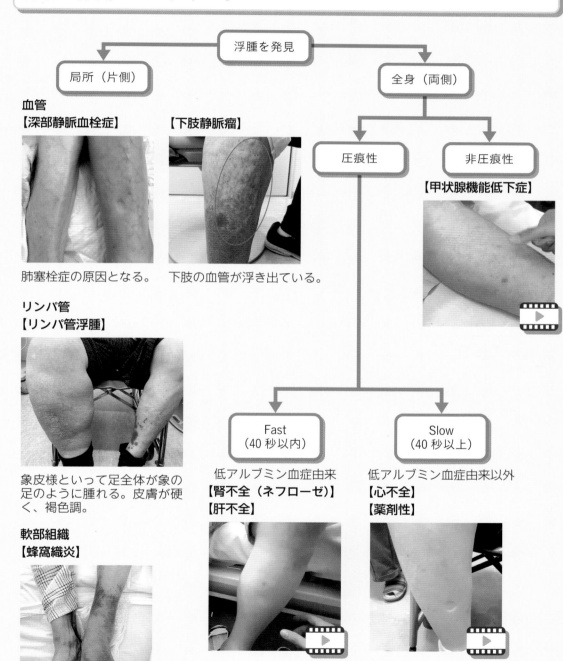

浮腫を発見

局所（片側）　　　全身（両側）

血管
【深部静脈血栓症】

肺塞栓症の原因となる。

【下肢静脈瘤】

下肢の血管が浮き出ている。

リンパ管
【リンパ管浮腫】

象皮様といって足全体が象の足のように腫れる。皮膚が硬く、褐色調。

軟部組織
【蜂窩織炎】

感染を起こして腫れて痛む。皮膚が熱感を持ち暗赤色。

圧痕性　　　非圧痕性

【甲状腺機能低下症】

Fast
（40秒以内）

低アルブミン血症由来
【腎不全（ネフローゼ）】
【肝不全】

Slow
（40秒以上）

低アルブミン血症由来以外
【心不全】
【薬剤性】

はじめに

　浮腫は非常によく診る所見の一つだと思います。本章❹「体液量（ボリューム）」にも出てきましたね。しかし、浮腫は水分過多だけを示すのではありません。浮腫をアセスメントするには、大きく2つに分ける必要があります。それは「局所」と「全身」です。それらを分けるための方法を理解して、原因や状況をアセスメントできるようになりましょう。

浮腫の診察の仕方

　浮腫の診察は至って簡単です。下腿の前面、正確には脛骨粗面を10秒間押さえて、凹みがあるかを調べます。凹みがあるかどうかは、見て確認する以上に触って確認することをおすすめします。その後、40秒以内でその凹みが戻るかを見ます。そもそも凹まないかも重要ですが、それはあとで解説します[1]。

　簡単な浮腫の診察にも注意点が一つがあります。それは、寝たきりの患者さんの浮腫は脛骨粗面のような体の腹側ではなく、背面に生じることです。日々体位交換やオムツ交換をしておられる看護師の皆さんはお気付きかもしれません。寝たきりの患者さんの浮腫は仙骨に最も現れます。毎回仙骨を診ないとアセスメントできないかというと、さすがにそれは大変なので、ふくらはぎや大腿の背面をぜひ診てください（40ページ【ふくらはぎの浮腫】）。グニッとした感触がわかるはずです。

局所の浮腫

　まずは局所の浮腫かどうかを調べましょう。なぜ局所が先かというと、緊急性のある感染症や血栓症が隠れている可能性が高いからです。

　局所の浮腫の原因はおおよそ3つです。
- 血管：【深部静脈血栓症（DVT）】、【下肢静脈瘤】
- リンパ管：【リンパ管浮腫】
- 軟部組織：【蜂窩織炎】

　区別する方法は41ページのフローチャートの通りですが、一番はっきりしているのは、蜂窩織炎では腫脹、熱感、圧痛といった炎症の所見を伴っていることが多いことです。その他の原因についてははっきりしないことも多く診察だけではわからないため、さらなる検査が必要です。

　気を付けなければならないのは、下肢DVTでは浮腫が出ないことが多いため、所見がないからといって、否定はできないということです[2]。最近話題なのは、末梢挿入型中心静脈カテーテル（PICC）を入れている人に発生する上肢のDVTです。PICCの挿入件数も年々増えており、病棟でも診ることが増えていると思います。PICCが入っている腕全体が腫れてきたら要注意です。

　その他、病棟でよく出くわすのは、点滴漏れですね。意外に気付かれないこともあるの

で注意しましょう。

全身の浮腫

　全身の浮腫では、この呪文を唱えてください。「心！ 腎！ 肝！ 甲！ 薬！」。忍者の呪文みたいですね。病棟では決して声に出さず、心で唱えましょう。

　さて話は戻って、全身の浮腫はこの5つ（**心臓、腎臓、肝臓、甲状腺、薬剤**）が原因であることがほとんどです。ここで区別する方法としては、浮腫が早いか遅いかです。「え！？ 浮腫が早いと遅いってどういうこと？」と思うかもしれません。むくむまでが早いか遅いかではなく、浮腫を押して、その戻りが早いか遅いか、という意味です。大きく3つに分類できます。押しても凹まない Non pitting、5秒押して40秒以内に戻る Fast pitting、5秒押して40秒以上かかって戻る Slow pitting edema の3つです。

- **非圧痕性（Non pitting）：甲状腺**による粘液水腫（たまっているのは水ではなく、ムチンなどの固形物質）
- **戻りが早い圧痕性（Fast pitting）**：低アルブミン血症由来（**腎臓**や**肝臓**）
- **戻りが遅い圧痕性（Slow pitting）**：低アルブミン血症由来以外（**心臓**や**薬剤**）

　フィジカルでわかるのはここまでが限界です。これ以上細かいところは浮腫以外のフィジカルを組み合わせてアセスメントしましょう。

　ちなみに薬剤で浮腫が出やすいのは非ステロイド性抗炎症薬（NSAID）、カルシウム拮抗薬、アンジオテンシン変換酵素（ACE）阻害薬、ステロイド、血糖降下薬のピオグリタゾンですので、それも覚えておきましょう。

浮腫をアセスメントするときの例外

　浮腫は非常に多い異常所見のため、前述の原則に当てはまらないことも少なくありません。代表的な例外を押さえておきましょう。

局所かと思ったら全身

　全身の浮腫もスタートは片側（特に左足）から始まることがあります。軽微な浮腫では片側でも実は全身の浮腫ということもあります。

全身かと思ったら両側の局所

　局所の浮腫が両下肢に起こることは時々あります。白癬（水虫）で痒くて掻きむしって両足とも蜂窩織炎や、両側に DVT などは、そんなに稀ではありません。

引用・参考文献

1）Henry JA, Altmann P. Assessment of hypoproteinaemic oedema: a simple physical sign. Br Med J. 1978；1（6117）：890-1.

2）Kennedy D, et al. Physical examination findings in deep venous thrombosis. Emerg Med Clin North Am. 2001；19（4）：869-76.

① ショックの認識

動脈拍動触知と血圧との関係

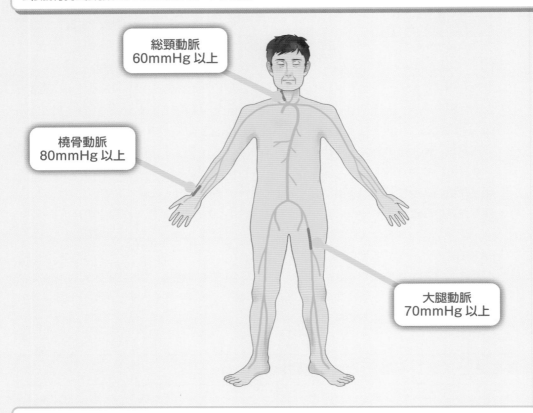

総頸動脈
60mmHg 以上

橈骨動脈
80mmHg 以上

大腿動脈
70mmHg 以上

爪と膝の CRT

5秒押さえて2秒で戻るか

【爪の CRT】

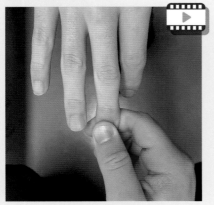

【膝の CRT】

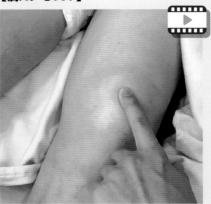

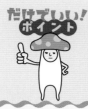

● ショックは血圧だけじゃない！
● ショックの有無を皮膚と膝でチェックする！

皮膚所見

【レース状皮斑】

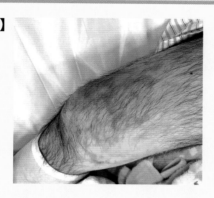

レース状皮斑の重症度 【モットリングスコア】

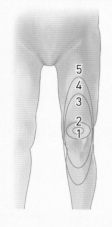

レベル1	膝頭の一部、コイン大
レベル2	膝頭を越えない
レベル3	大腿の真ん中を越えない
レベル4	鼠径部を越えない
レベル5	鼠径部を越える

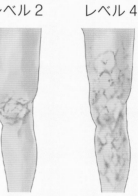

レベル2　　レベル4

【モットリングスコアの改善】

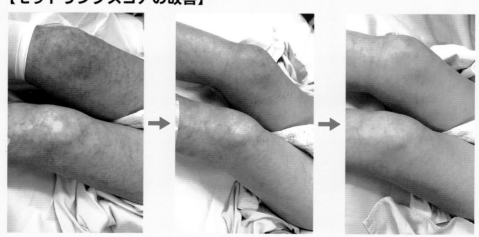

はじめに

　ショックはヤバイです。どのくらいヤバイかと言うと、敗血症によるショックだと 30 〜 50% の方が亡くなってしまうくらいヤバイです [1]。ですので、ショックこそ、時間のかかる検査を待たずにフィジカルだけでアセスメントし、認知・対応できるようになりましょう！ ショックの原因を調べることも、とても重要です。原因検索の方法については次項で解説します。

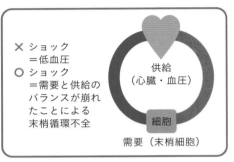

× ショック
　＝低血圧
○ ショック
　＝需要と供給の
　バランスが崩れ
　たことによる
　末梢循環不全

供給
（心臓・血圧）

細胞

需要（末梢細胞）

図 6-1　ショックの定義

　そもそもショックとは何でしょうか？ 血圧が低いこと？ 惜しい！ ちょっと足りません。ショックとは、末梢組織の需要に対して、血圧を介して送る酸素の供給が追いついていない状況、つまり「組織が必要とするほどの血圧が足りない状態」（図 6-1）です。ですので、収縮期血圧が 80mmHg でもショックでない人もいれば、収縮期血圧が 100mmHg あってもショックになっている人もいるのです。需要（末梢細胞）と供給（心臓・血圧）のバランスが大事なんです。

ショックを見逃さない！

　何はともあれ、まずはショックかどうかを見極める必要があります。患者さんの 66% で心肺停止前の 6 時間前以内に異変が起こっているのに、医師は 25% しか認識できなかったという研究があります [2]。より患者さんの近くにいる看護師の皆さんが、この認識力を高めることは重要です。

　先ほど述べたように、血圧だけでは不十分ですが、血圧はもちろん重要です。ただ、いくつならショックなのかという線引きは結構難しいです。一つの目安として収縮期血圧、つまり上の血圧が 90mmHg 以下というのは重要なラインです。なぜなら、比較的多く遭遇しうる敗血症によるショックでは、90mmHg をラインとしているからです。もちろん、普段血圧が高い人が急に低下する場合もあります。そのときは 40mmHg 以上の低下が一つの目安となっています。血圧計で測ることも重要ですが、その前に手で触れて、動脈拍動を触知できるかを確認しましょう。しっかりと検証されたデータではありませんが、各部位で動脈が触れれば、このくらいの血圧がある、というデータがあります（44 ページ）。

　そして、ショックの認知の場合、血圧と同じくらい重要なのが皮膚所見です。2 つ覚えましょう。皮膚と CRT です。皮膚では、四肢に出現する網状皮斑が重要です。これが出ていればショックです。レースのようにあみあみに見えることが特徴です。なので、【レース状皮斑】とも呼ばれます。皮膚の動脈、静脈、毛細血管の調整がうまくいかず、血液の循環が悪くなることで発生します。頻度も比較的高く、わかりやすい所見ですので、必ず四肢、特に下肢を観察しましょう。膝を中心に色が悪くなっていきます。膝頭を中心にどの程度広がりがあるかでショックの重症度がわかる【モットリングスコア】というものもあります（45 ページ）。ショック患者さんに補液をすると、モットリングの範囲も狭くなっていくので、治療の効果測定にも使えます（45 ページ【モットリングスコアの改善】）。

表 6-1　徐脈性ショックの鑑別：VF AED ON

V	vasovagal reflex	迷走神経反射：迷走神経の刺激による一過性の反応
F	freezing	低体温症：32℃で徐脈が起こる
A	AMI（右室梗塞、下壁梗塞）	心筋梗塞による伝導系の障害
	adamstokes	徐脈性不整脈による血圧と脈拍の低下
	acidosis	アシドーシスによる心伝導系の異常
E	endocrine	甲状腺機能低下症や副腎不全が悪化すると発生
	electrolytes	特に高カリウム血症で起こる
D	drug	β ブロッカーなど脈を落とす薬剤を内服
O	oxygen	低酸素血症による心伝導系の異常
N	neurogenic	神経原性ショックによる影響（詳細は次項❼）

　そして【CRT】です。CRT をご存じでしょうか？ Capillary refilling time（末梢血管再灌流時間）の略です。小難しいことはさておき、爪のような末端に十分な血流が届いているかをチェックするために行います。やり方はとっても簡単。5 秒押さえて 2 秒計る。それだけです。白くなった爪が 2 秒以内に赤く元の色に戻れば OK です。ただこれに関しては爪で行うことへの否定的な意見もあり、膝でやる方がよいというデータもあります[3]。膝でも同じように 5 秒押さえて 2 秒で戻るかを確認しましょう（44 ページ【膝の CRT】）。こちらも簡単です。

　皮膚も CRT も膝が重要です。ショックを疑うときにはぜひ膝に注目してください。

血圧が低いのに、脈が遅い！ ～徐脈性ショックを知ろう～

　ショックで血圧の次に気になるのが脈拍です。血圧が落ちると、それを代償する形で脈が早くなって、何とか体にエネルギーを行き渡らせようとがんばります。なので、たいていのショックでは脈が早くなります。しかし稀に、血圧が下がって、かつ脈も下がる、そんな状況になる「徐脈性ショック」という病態が存在します。血圧も脈も下がる、こっちがショックになりそうです……。しかし、原因は案外限られています。ショックにならずにしっかりと原因を探しましょう。徐脈性ショックの覚え方に「VF AED ON」という覚え方があります。「VF には AED をつけろ（ON）」で覚えやすいですね（表 6-1）。特に心筋梗塞や低体温症[4]、アシドーシス、高カリウム血症には注意が必要です。また脈を遅くする薬剤を内服している人も多いので、薬剤歴のチェックも必要です。徐脈性ショックをみたときには、すぐに忘れず心電図をとりましょう！

引用・参考文献

1）Hotchkiss RS, et al. Sepsis and septic shock. Nat Rev Dis Primers. 2016；2：16045.

2）Franklin C, et al. Developing strategies to prevent inhospital cardiac arrest：analyzing responses of physicians and nurses in the hours before the event. Crit Care Med. 1994；22（2）：244-7.

3）Ait-Oufella H, et al. Mottling score predicts survival in septic shock. Intensive Care Med. 2011；37（5）：801-7.

4）偶発性低体温症ガイドライン 2018．https://shonan-mc.org/images/zsmcc/jimukyoku/doc/teitaionsyou_2018.pdf

1

レベル 1　日々変化するフィジカル　❻ ショック①　ショックの認識

② ショックの分類

ショックかも？

❶末梢を触る

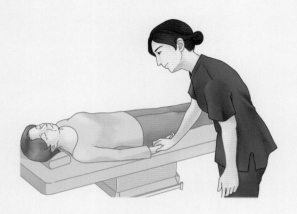

❷呼吸音を聞く

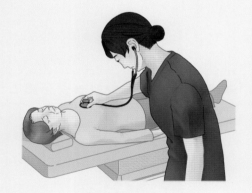

❸外頸静脈を診る

【外頸静脈の怒張】

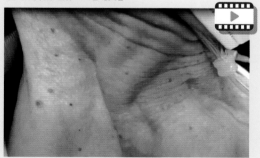

【外頸静脈の虚脱】

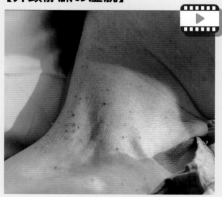

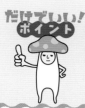

3つのフィジカルから考えるショックの分類

	末梢	呼吸音	外頸静脈
低容量性ショック 細胞	冷	—	虚脱
心原性ショック 細胞	冷	心不全様	怒張
閉塞性ショック 細胞	冷	— （気胸以外）	超怒張
血管再分布性ショック 細胞	温	— （肺炎以外）	虚脱

はじめに

前項でショックの「存在」を見つける方法について説明しました。次はショックの「原因」を見つける方法を説明したいと思います。ショックはいろんな原因で起こりますが、その病態を理解することで原因を早く解明できます。前項で述べた通り、ショックはヤバイので、早く原因を見つけて早く対応することが重要です。

ショックの原因 4 選

ショックの原因は病態別に大きく 4 つに分類されます[1]（図 7-1）。

① **低容量性ショック**：出血や脱水が原因で血管の中がスカスカ。

② **心原性ショック**：心臓がポンプとして十分に働いていない。

③ **閉塞性ショック**：右心系から左心系に行くのを邪魔されている。

④ **血管再分布性ショック**：血管が広がって血圧が出ず、末梢まで十分に血液が届かない。

特に重要なのが、心原性ショックとそれ以外を分類することです。なぜなら、心原性ショックだけ初期対応として輸液を行うと、逆に状態が悪化するからです。それ以外も各病態で初期対応が異なるので、なるべく早く原因がわかることが重要です。

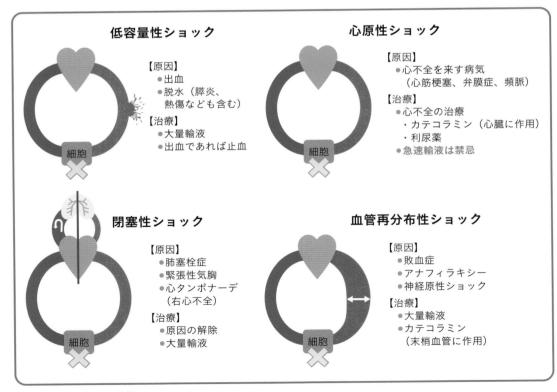

図 7-1　**ショックの分類**

4つを見分ける方法

それではどうやって見分ければよいのでしょう。ポイントは3つです。

まずは【末梢】です。これは簡単で、手を触りましょう。ショックだと末梢はどうなるでしょうか？ そうですね、末梢血管は締まるので、冷たくなるはずです。しかし、敗血症に代表される血管再分布性ショックでは一時的に末梢血管は広がります。なので、血管再分布性ショックではむしろ末梢が温かく感じるはずです。ただし時間が経つと、こちらもどんどん冷えてくるので注意が必要です。

そして次は【呼吸音】です。心原性ショックの場合、肺水腫、つまり肺が水浸しのような状況になるため、ゴロゴロと水泡音が両側に聴こえます。詳しくは本章❾「肺音」をご覧ください。これには注意点が2つあります。緊張性気胸による閉塞性ショックの場合は肺音が聴こえなくなる場合があること、血管再分布性ショックの原因が肺炎の場合は水泡音に似た音が聴こえる可能性があることです。

そして最後は【外頸静脈】です。これは本章❹「体液量（ボリューム）」の復習ですね。血管内がスカスカの低容量性ショックでは当然、頸静脈は虚脱します。血管再分布性ショックも相対的に虚脱するため（血液量は十分だけれど血管が拡張するため）、こちらも虚脱して見えます。しかし心原性ショックではポンプ（心臓）の動きが悪く、むしろ血管の中で血液が渋滞するため、怒張します。そして閉塞性ショックでは渋滞どころか通行止めのような状況になるため、超怒張します。

この3つをまとめたのが49ページの表「3つのフィジカルから考えるショックの分類」です。この表を見れば、一応4つすべてが区別できることになるのがわかると思います。

ただし、評価がなかなか難しいところではありますので、ショックを発見したら、なるべくすぐに医師に診察を依頼しましょう。待っている間にこれらをアセスメントできればベストです。

引用・参考文献

1) Hinshaw LB, Cox BG. The Fundamental mechanisms of shock; proceedings of a symposium held in Oklahoma City. Oklahoma, October 1-2, 1971. New York, Plenum Press, 1972.

貧血を見つけるフィジカル

臥位と立位での脈拍の変化

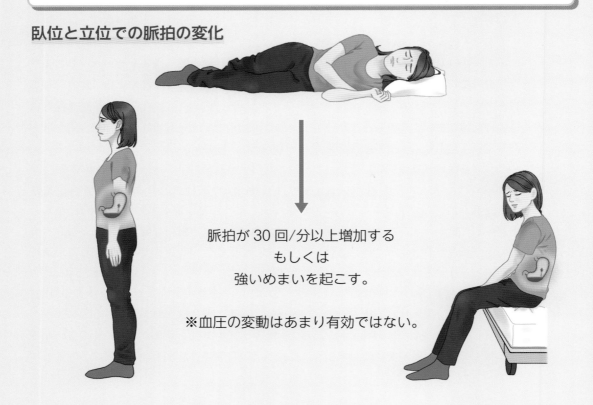

脈拍が 30 回/分以上増加する
もしくは
強いめまいを起こす。

※血圧の変動はあまり有効ではない。

便（出血点の予想）

タール便（ドロっとした黒い便）：食道から十二指腸（上部）の出血
赤っぽい便：小腸から直腸（下部）の出血

【鉄剤黒色便】

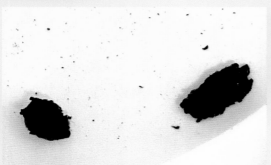

【タール便】

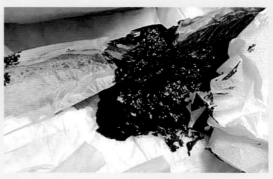

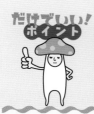

だけでいい！ポイント
- まずは今、出血していないかを考える！
- 貧血を探すのは「目」と「手」！
- 目と手が赤くても、貧血は否定はできない！

【眼瞼結膜辺縁の蒼白】

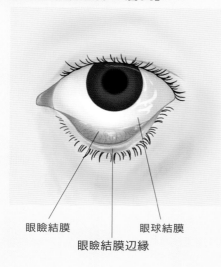

眼瞼結膜　　　　　眼球結膜

眼瞼結膜辺縁

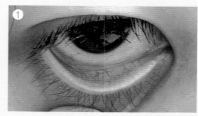

❶ 全体的に赤い。

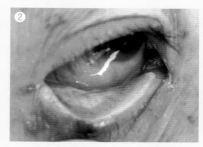

❷ 辺縁は赤い。

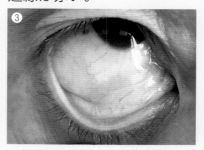

❸ 辺縁も白い。

➡ 確定に向いている。

【手掌溝の蒼白】

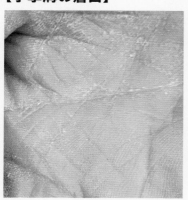

溝の色が薄い。

➡ 確定に向いている。

はじめに

　貧血は比較的多く見かけるフィジカルの異常です。実は、成人女性の約13%（ヘモグロビン 12g/dL 未満）、成人男性の約10%（ヘモグロビン 13g/dL 未満）に貧血があります。高齢者になると男女ともに、およそ20%程度に貧血があるとされています[1]。頻度の高い状態ですので、しっかりとアセスメントしたいですね！

まずは「今、出血していないか」をチェック

　さて、「貧血かも!?」と思ったときにやらないといけないことは、何だかわかりますか？　一番はじめに考えるべきことは「今、出血しているんじゃないか？」ということです。もちろんケガをして、目の前で血が出ていれば誰も迷いませんが、難しいのは胃や腸からジワジワ出血しているときで、この場合はなかなか気付かないことがあります。急性期の消化管出血を確定診断に向かわせるのに有用なのは、「バイタルサイン」と「便」です。貧血をみたら、まずこの2つに異常がないかをチェックしましょう。

　バイタルサインに関しては52ページにあるように、「臥位と立位での脈拍の変化」を診ることが重要です。もしくは立ち上がろうとしたときに強いめまいを起こすことでも確定できます。立位がとれないときは端座位にしましょう。足をしっかり下げることが重要で、足が下がることで血液が脚まで落ち、そのことで脈圧が変化します。ただ、この所見があった場合、かなりの出血量が予想されますので、急変に注意してください。起立時の血圧も気になりますが、実はそこまで有用ではないとわかっています[2]。

　便に関しては、出血点の予想に使えます。【タール便】といった、ドロっとした黒い便だと食道から十二指腸（上部）、赤っぽい便だと小腸から直腸（下部）の出血が予想されます（52ページ）。鉄剤を飲んでいる人はもともと便が黒っぽいので（【鉄剤黒色便】）、注意が必要です。

重要なのは目と手！

　貧血のアセスメントに最も有用なのは、【眼瞼結膜辺縁の蒼白】です。ただ、ここで注意すべき点があります。53ページにある3つの目の写真を見てください。どれが眼瞼結膜「辺縁」の蒼白かわかりますか？　②の目もそれなりに白く見えますよね？　でもこれでは辺縁は白くないんです。眼瞼の最も外側の縁に一番多く血管があります。一番血管が多い縁すらも白い、となると、眼瞼結膜辺縁の蒼白となり、その場合は特異度が高く、貧血確定です[3]。

　次に有用なのが【手掌溝の蒼白】です。貧血がなくても手のひらが白い人は意外と多くて、これだけでは確定には至りません。手掌溝とは手のひらにある溝、手相のときに見るあれです。普通、この溝って黒っぽく、鉛筆で書かれたみたいになっていますよね。この溝に色がなく、薄く見える場合は手掌溝の蒼白として貧血の可能性大です[4]。

　後は目の青さです。子どもの目ってよく見ると、成人よりも青いことが多いのにお気付

きでしょうか？ これはコラーゲンの合成の度合いによってそう見えるとされています。成人でも鉄欠乏になるとコラーゲン合成障害が起こり、青く見えます。これも比較的よく診る所見ですので、意識してみてください[5]。

除外に向いている所見は少ない

実は、貧血の除外に向いている所見はありません。ですので、フィジカルだけで「あ、この人は貧血ないね」とは言えないのです。言っている人がいたら、「ま、そんなこと言えないけどね……」と思ってください。たまにいます、言っている人。

その他の重要なフィジカル

貧血の原因にはいろいろあります。フィジカルだけで原因がわかることも少なくないですので、貧血を認めたら、合わせてアセスメントしてみましょう！

鉄欠乏性貧血と言えばスプーンネイル？

よく教科書やテストに出てきましたよね。「スプーンネイル＝鉄欠乏！」と覚えていると思います。実は、この状態は鉄欠乏性貧血の数％程度にしか出現しません[6]。なぜこういった状態になるかというと、鉄分不足で爪が弱くなってしまい、指の腹を押すような動作をすると、弱くなった爪が反り返ってしまうからだと言われています（図8-1）。普通は親指、人差し指、中指といった、押す動作をする指に多く出ます[7]。一度、すべての爪がスプーンネイルになっている人を見たことがありますが、その方は畳職人さんで、すべての指で畳を押さえるから、そうなったようです。

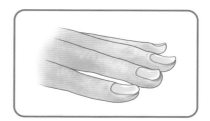

図8-1　スプーンネイル

黄色人種と貧血

私たち黄色人種は、貧血になるとしばしば黄疸のように黄色く見えます。ただ実際の黄疸では眼球結膜も黄色くなるので、そこで見分けるとよいでしょう。貧血＋黄疸は危険な病気（肝不全や溶血性貧血など）であることが多いので、注意が必要です[8]。

引用・参考文献

1) 厚生労働省. 令和元年国民健康・栄養調査. 令和2年12月. https://www.mhlw.go.jp/stf/seisakunitsuite/bunya/kenkou_iryou/kenkou/eiyou/r1-houkoku_00002.html

2) McGee S, et al. The rational clinical examination. Is this patient hypovolemic? JAMA. 1999；281（11）：1022-9.

3) Sheth TN, et al. The relation of conjunctival pallor to the presence of anemia. J Gen Intern Med. 1997；12（2）：102-6.

4) Nardone DA, et al. Usefulness of physical examination in detecting the presence or absence of anemia. Arch Intern Med. 1990；150（1）：201-4.

5) Nardone DA, et al. Usefulness of physical examination in detecting the presence or absence of anemia. Arch Intern Med. 1990；150（1）：201-4.

6) Walker J, et al. Koilonychia: an update on pathophysiology, differential diagnosis and clinical relevance. J Eur Acad Dermatol Venereol. 2016；30（11）：1985-1991.

7) 禹彦東. 匙状爪の発生機序. 皮膚. 1985；27（1）：29-34.

8) 北村聖. "診断のためのアプローチ". 日本内科学会雑誌. 1999；88（6）：968-74.

9 肺音

肺音の仕組み

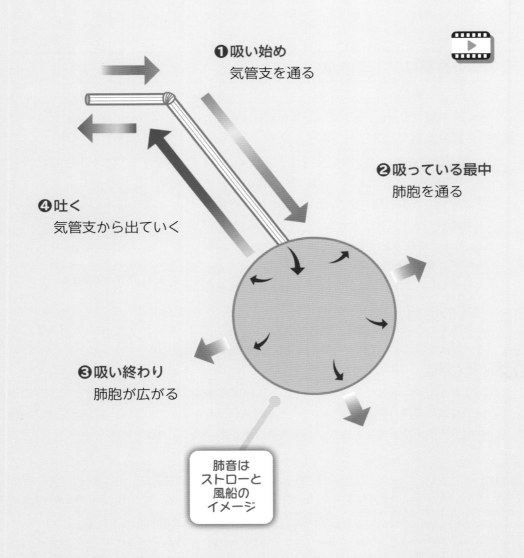

❶吸い始め
気管支を通る

❷吸っている最中
肺胞を通る

❹吐く
気管支から出ていく

❸吸い終わり
肺胞が広がる

肺音は
ストローと
風船の
イメージ

※動画で実際のウィーズや
　クラックルの音声が視聴
　できます。

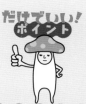

- ゴロ音（クラックル）はいつ聴こえるかが重要！
- ヒュー音（ウィーズ）は重症度の1度と4度を逃さない！

タイミングで分けるクラックルの分類

❶吸い始めにゴロゴロ
➡ 気管支に痰が多い
➡ 気管支炎の可能性が高い

❷吸っている最中にゴロゴロ
➡ 肺胞内に水や痰が多い
➡ 肺炎や心不全の可能性が高い

❸吸い終わりにバリバリ
➡ 肺胞の壁（間質）が硬い
➡ 間質の病気の可能性が高い

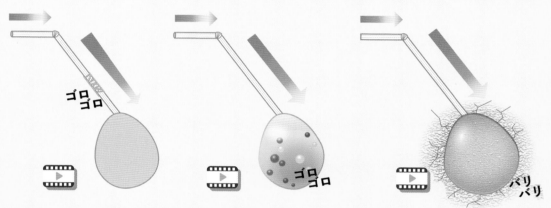

ウィーズの重症度のイメージ

1度	2度	3度	4度
勢いよく吐くと音が鳴る	吐くと常に音が鳴る	吐くときだけでなく吸うときも音が鳴る	ほとんど音がしない

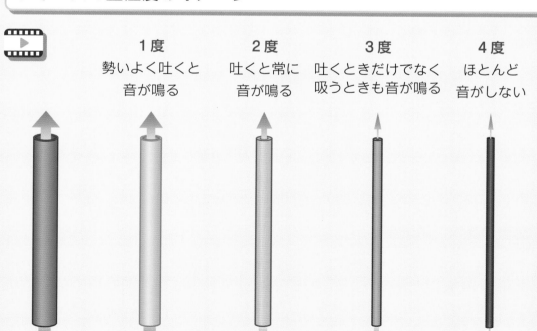

はじめに

　肺音の評価は比較的簡単で、しかも重要な情報をたくさん教えてくれる、とても優れたフィジカルです。看護師の皆さんにぜひマスターしていただきたいことが2つあります。それは「ゴロ音（クラックル）の分類」と「ヒュー音（ウィーズ）の分類」です。

　この本ではほかの本に書かれていることと少し違った視点で書いています。「ん？ 習ったことと違うぞ！」と思うかもしれませんが、この方法の方が臨床の現場では役立つと思いますので、ぜひ理解してください[1]。

肺音の基本

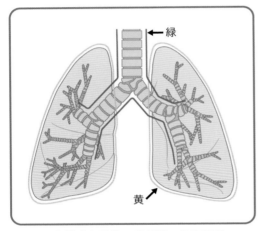

図 9-1　気管支と肺胞の音が聴こえる場所

　肺で音が鳴る理屈を押さえましょう。正常な肺音、呼吸音とは、気管支や肺胞の中を空気が通る音です。なので、気管支と肺胞とで通る音は少し異なります。

　気管支の中を空気が通る場合は、音はより太いところを通るので、ボーっと低い音がします。気管支が多い場所（図 9-1 の緑の辺り）でよく聴こえます。これを気管支音と呼びます。そして、肺胞の中を空気が通る場合は、音はより狭いところを通るので、ヒューっと高い音がします。肺胞が多い場所（図 9-1 の黄色の辺り）でよく聴こえます。これを肺胞音と呼びます。

　例えば、本来は肺胞の音が聴こえるべき場所で気管支の音が聴こえた場合は、肺胞の構造が崩れている、肺気腫のような病態が隠れていることもあります。もしくは肺胞の音が聴こえるべき場所で音が聴こえない場合は、肺胞の中が詰まっている、無気肺のような病態が隠れている可能性が高いですね。

　肺音をより細かく分けると、①吸い始め、②吸っている最中、③吸い終わり、④吐く、の4つに区分されます（56ページ「肺音の仕組み」）。この4つのどのタイミングに異常な音が聴こえるかで、どんな病気になっているかがわかります。ちなみに③の吸い終わりに肺胞が広がる音は普段は聴こえません。異常があるときにのみ異常な音が聴こえます。ストローと風船のイメージを持つことが大事です。

肺音の異常、副雑音

　より重要なのが異常な呼吸音で、これを副雑音と言います。この異常な呼吸音をしっかり区別し、アセスメントすることが非常に重要です。ここでは2つの代表的な異常な呼吸音を解説します。まず用語が乱立しているので、整理しましょう（表 9-1）。

　特に重要なのが、クラックルとウィーズです。この2つを押さえておけば、肺音のフィ

表 9-1　**異常な呼吸音の用語のまとめ**

肺雑音（ラ音／ラーレ）：正常肺音以外の肺音			
断続性雑音：断続的に音が鳴る雑音の総称		連続性雑音：連続的に音が鳴る雑音の総称	
クラックル（湿性ラ音） 肺胞由来の断続音	**コースクラックル（水泡音）** 音が粗大（ゴロゴロ）な雑音	**ウィーズ（乾性ラ音）** 気管支由来の連続性雑音	**ストライダー（上気道性喘鳴）** 上気道閉塞による主に吸気時の連続性雑音
	ファインクラックル（捻髪音） 音が細かい（バリバリ）雑音		
	ロンカイ（鼾音） 喀痰貯留による断続性雑音 いわゆる咽頭ゴロ音		

※ゴロ音、ヒュー音、バリ音：簡易的にゴロ音やヒュー音としてカルテに記載していることもたまに見かけますが、ゴロ音はクラックル、ヒュー音はウィーズのことを指していることが多いです。バリ音というのもたまに見かけますが、おそらくこれはファインクラックルのことだと思います。ただ、本文で説明したように、音の質で表現するのは結構難しいので、なるべく控えた方がよいでしょう。

ジカルは大丈夫です。57 ページになぜこんな音が鳴るのかを、ストローと風船で解説しています。

クラックル（ゴロ音）の分類

　まずはクラックルからです。ここでは 56 ページの図「肺音の仕組み」の①吸い始め、②吸っている最中、③吸い終わりの 3 つの異常が検知できます。おそらく皆さんは音の種類、コースクラックル（Coarse：粗大な）とファインクラックル（Fine：細かい）で分けるように教えられたのではないでしょうか。確かにそれも大事なんですが、結構わかりにくくないですか？臨床的により重要なのは、このタイミングで分ける方法です。57 ページ「タイミングで分けるクラックルの分類」のように、タイミングで分けて考えると、どこで何が起こっているかがわかりやすいと思います。

　ちなみにファインクラックルは、ここでいう③の「吸い終わりにバリバリ」、がその正体です。②の「吸っている最中にゴロゴロ」するパターンを比較的よく聴くと思います。重症だと吸ってる間中ゴロゴロやボコボコする音が聴こえます。軽症になってくると肺胞の中の水が少ないので音が小さくなったり、吸ってる間ずっとではなく、終わりの方にだけ音が聴こえるようになってきます。

　音が鳴るタイミングでぜひアセスメントしてみましょう。

ウィーズ（ヒュー音）の分類

　続いてウィーズです。これはストローの異常です。ほとんどの病気はストローが細くなったために起こります。その病気を総称して、閉塞性肺疾患と言います。具体的には喘息と慢性閉塞性肺疾患（COPD）です。これらの病気が発作を起こすとストローが細くなってしまって、ヒューっと音が鳴ります。これがウィーズです。

　ウィーズで大事なのは、重症度の判定です。実はこのストローはちょっと軟らかくて、吸うときは少し広がって、吐くときは少し細くなります。通常は吐くときでも全然狭くな

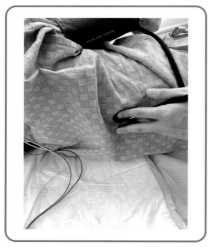

図 9-2　側臥位にして右肺底部を聴診する

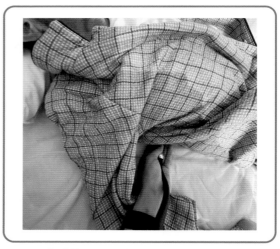

図 9-3　仰臥位のまま、体とマットの間に聴診器を入れて右肺底部を聴診する

いのですが、徐々に細くなっていって、勢いよく吐くときに音が鳴る状態（1度）から、吐いているときは常に音が鳴る（2度）、吸っているときにも音が鳴る（3度）、そして音すら鳴らなくなる（4度）の重症度に分類されます（57ページ「ウィーズの重症度のイメージ」）。

　大事なのは1度と4度です。1度は勢いよく吐いてもらわないと聴こえません。患者さんに「ろうそくを消すみたいにフーって吹いてください」みたいなことを言えばよいです。4度はヒューっとした音がしないので、「あれ？ 軽症かな？」と思ってしまう人もいますが、実はこれ、最重症なのです。治療を始めると、どんどん音がはっきりしてくる（3度）ので、むしろ悪くなっていると勘違いしてしまいそうですが、安心してください、改善しています。

誤嚥性肺炎

　高齢者に対応すると、誤嚥性肺炎を診ることは少なくありません。誤嚥性肺炎の肺雑音はクラックルになることが多く、喀痰が多いときには吸い始め、肺炎として肺胞がダメージを受けているときは吸っている最中に出ることが多いです。

　ただ、音というより、重要なのは場所です。誤嚥性肺炎は右気管支の肺底部に起こることが多いので、前胸部だけ聴診していると見逃してしまうことがあります。図 9-2・図 9-3 のように右肺底部を意識して聞いてみると肺雑音が聴こえることが多いので、試してみてください。その際はできれば側臥位にした方が、よりきれいに聴こえます。状態が不安定でなければ側臥位にしてみましょう。

引用・参考文献
　1）藤本卓司. "肺の聴診法". 感染症レジデントマニュアル. 第2版. 東京, 医学書院, 2013, 91-4.

MEMO

10 胸水・腹水

呼吸音減弱

肺底の位置

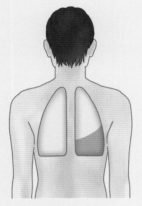

胸水が貯留しているところは聴診で呼吸音が聴こえない。

前 面

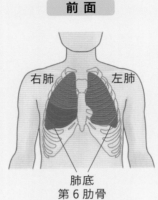

右肺　左肺

肺底
第6肋骨

背 面

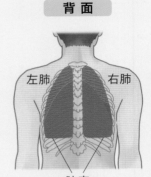

左肺　右肺

肺底
第10胸椎棘突起の高さ

聴打診法

❶ 聴診器を肋骨脊柱角付近に置く。
❷ 上から打診していき、音の強さが一気に変わった場所が胸水の水面。

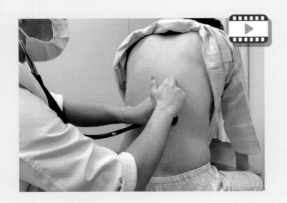

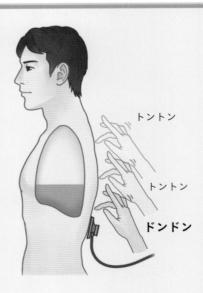

トントン

トントン

ドンドン

➡ <u>**除外にも確定にも向いている。**</u>

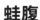

水のあるところとないところで音が変わることを利用する！
【肺水】
●聴打診法でどこまで胸水があるかを診る！
【腹水】
●シフティングダルネスで腹水があるかを診る！

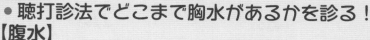

蛙腹

【肥満】

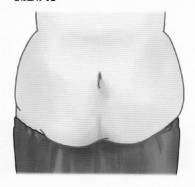

【腹水】

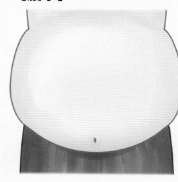

● 腹水は硬く、肥満は軟らかい。
● 肥満は臥位で下に垂れる。
● 腹水は臥位で背中の側面が横に広がる。

シフティングダルネス

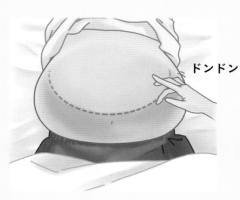

ドンドン

➡ そんなに使えない。

臥位で背中の側面が横に広がる。

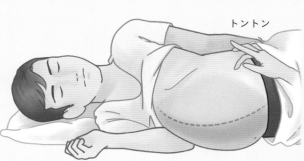

トントン

胸水のフィジカル

　胸水も日常的にアセスメントが必要なフィジカルの一つです。画像検査を行って初めて気付くことも少なくないですが、簡単なフィジカルでもわかることが多いので、ぜひフィジカルで見つけましょう。そして、胸水がどう変化していくかもフィジカルで追いましょう。

聴打診法と呼吸音の左右差がおすすめ

　胸水のフィジカルにはいろいろな種類があります。しかし、感度や特異度は微妙なものが多いのは残念なところです。その中でも簡単で、感度も特異度も結構良くて、わかりやすい2つのフィジカルについて解説します。

呼吸音の消失（左右差）

　胸水は肺と胸郭の間に水がたまっていく病態です。当然、水がたまったところでは呼吸音が聴こえづらくなります。正常な場合に肺音が聴こえる場所を理解しておくことがポイントです。肺底、つまり肺の一番下は腹側では第6肋骨まで、背側では第10肋骨あたりにあります（62ページ「肺底の位置」）。なので、その部分までにのみ肺音は聴こえます。しかし、その上でも明らかに聴こえない場合は胸水がたまっている可能性があります。はっきりとわかりにくい場合は左右差を比較してみるのがよいでしょう。

　しかし、この方法には2つの欠点があります。水以外が原因で肺音が聴こえない場合（肺の中身が詰まってしまう無気肺など）も同じような左右差が出てしまいます。まあ、この場合でも異常は異常なので、発見し甲斐はあります。もう一つは両側に同じ程度の胸水がたまっている場合、それが左右差としてわかりづらい、という点です。こういった状態は心不全のような両側に水がたまる場合に多いので注意が必要です。

聴打診法

　聴打診法という診察方法を聞いたことがあるでしょうか？あまり教科書には載っていませんが、とても簡単で有用な方法です。その名の通り、聴診と打診を組み合わせて使います。まず聴診器を肺の底部のさらに下、肋骨脊柱角のあたりに置きます。ここは肺ではなく腎臓がある場所ですね。そして62ページに示したように、上から下に優しく、同じ強さで背中を打診していきます。そうすると、水がある場所で急に音が変化します。空気（肺）よりも水（胸水）は音を通しやすいんですね。なので、そこに水があることがわかります。この方法であれば、両側であったとしても水がたまっていることがわかりやすいですし、胸水が増えているか、あるいは減っているかを比較的わかりやすくアセスメントできます。この方法は感度も特異度も高いのでおすすめです[1]。

腹水のフィジカル

　腹部が膨れている人をよく見るんじゃないかと思います。私のお腹も少し……それはさておき、腹部膨満の原因としては脂肪、腸管外の水、腸管内の水や空気がありえます。腸

管の外に水がたまった状態が腹水です。腹水でパンパンに腹部が満たされているときは、腹部は硬く全体が丸っこくなるのでわかりやすいと思います。問題は、そこまでではない腹水です。そのくらいの腹水をどうやって発見すればいいのでしょうか？ それには2つのコツがあります。視診とシフティングダルネスです。

視診とシフティングダルネスがおすすめ

胸水と同様、腹水のフィジカルにはいろいろな種類があります。ここでも感度・特異度が比較的良く、簡単な2つのフィジカルに絞って解説します[2]。

視診

先ほどもお伝えしたとおり、脂肪が多いと腹部が膨れているように見えます。水、つまり腹水がたまっていても膨れます。では脂肪と水の違いは何でしょうか。水は自由に腹部を動きますが、脂肪は動きません。なので、臥位になったとき、腹水だと背中側に多くたまります。これを【蛙腹】と言います。脂肪で腹部が膨れている人の場合では起こらず、63ページの図のような状態になります。脂肪は下に垂れることが多いので、わかりやすいかと思います。ただ、これだと腹水が減ったか増えたかのアセスメントはなかなか難しいと思います。また、足の浮腫があることも腹水が存在することを示唆します。

シフティングダルネス

シフティングダルネスって聞いたことありますか？ 聞いたことはあるけれど、何だかよくわからない、って人が多いんじゃないでしょうか。まず「ダルネス」から説明しましょう。ダルネスとは濁音のことです。先ほど、胸水での聴打診法を説明しましたね。その際も水がたまっているところとたまっていないところでは音が変わるとありましたが、腹水の場合、打診だけで、その音の違いがわかります。一般的には、腹部は腸管の空気の影響でポンポンと鼓を叩いたような音、鼓音が鳴ります。しかし水があるところに差し掛かると濁った音、濁音に変化します。これがダルネスです。そして、「シフティング」は移動するという意味です。どう移動するかというと、体を63ページの図のように移動させると、腹水は自由に動くので、体とともに動きます。そうなると、先ほどまで鼓音が聞こえていた場所に水が来るので濁音に変化します。これがシフティングダルネスです。コツとしては、30度くらい傾けるだけで変化するので、患者さんの背中に枕やタオルを敷くだけでその移動がわかります。90度まで傾けてもいいのですが、水の位置が変化しすぎて、よくわからなくなることがあります。

ちなみに腹水の量をフィジカルだけでフォローしていくのはかなり難易度が高いです。メジャーなどで腹囲を測定する方が無難です。より詳細には超音波検査がやはり有効です。

腹水というと、「波動」を診る、とあります。確かに、特異度はそれなりに良いのですが、腕が3本ないとできません。なので、2本腕の皆さんにはあまりおすすめしません。

引用・参考文献
1) Guarino JR, Guarino JC. Auscultatory percussion: a simple method to detect pleural effusion. J Gen Intern Med. 1994；9（2）：71-4.
2) 徳田安春総監訳. マクギーのフィジカル診断学. 原著第4版. 東京, 診断と治療社, 2019, 354-6.

11 腹膜刺激徴候

押さないフィジカル

踵落とし試験

つま先立ちをさせて踵を響くように地面とぶつけることで腹部に痛みが出現する。

➡ **除外に向いている。**

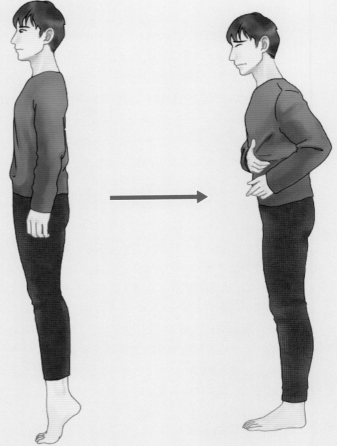

咳嗽試験

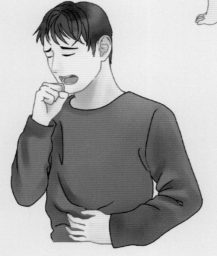

咳払いをさせて腹部に痛みが出現する。

➡ **そんなに使えない。**

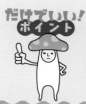

押すフィジカル（腹膜刺激徴候）

【打診による圧痛】

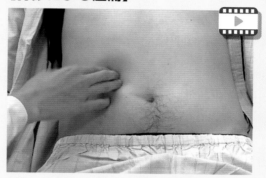

軽く打診するだけで圧痛を訴える。

【筋性防御】

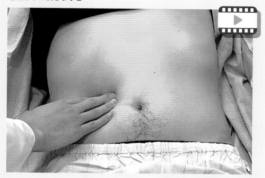

押すと途中で「ぐっ」と腹部が硬くなる。

【板状硬】

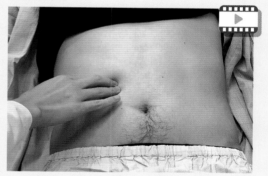

押す前から腹部全体が硬い。

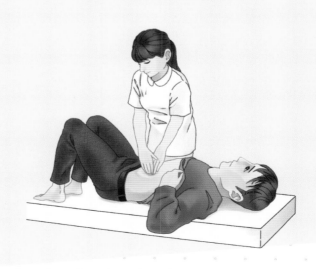

はじめに

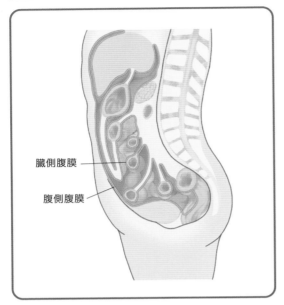

臓側腹膜

腹側腹膜

図 11-1　腹膜

「お腹が痛い」というのは、よく遭遇する症状でしょう。その中でも腹膜刺激徴候はとても重要な徴候で、腹膜炎の有無を調べるためのフィジカルです。

では、腹膜炎とはどんな状態でしょうか？それには炎症とは何かを思い出す必要があります。炎症の4徴候というのがありましたね。そうです、「腫脹」「発赤」「疼痛」「熱感」です。例えば、足に細菌感染を起こした患者さんがいて、その方の足が赤く腫れ、押さえて痛ければ炎症が生じていることはわかると思います。それがお腹の内側の腹膜（図 11-1）に起こっている状況が腹膜炎です。ただ、お腹の内側にあるので、「腫脹」も「発赤」も「熱感」もわかりません。押さえて「疼痛」があるかを確認する必要があるのです。

「押さえて痛い」にもレベルがある

「押さえて痛い」という状況にもレベルがあります。図 11-2 にあるように、

- 自発痛はあるけれど圧痛はない
- 自発痛・圧痛はあるけれど腹膜刺激徴候はない
- 自発痛・圧痛・腹膜刺激徴候すべてある

といった順に、炎症がより強くなっている可能性があります（圧痛がなければ軽症であるとは限りません）。

腹膜刺激徴候を調べるフィジカルは結構多くありますが、大きく分けると局所（押すフィジカル）と全体（押さないフィジカル）に分けられます。

押すフィジカルとしては、板状硬（筋強直）＞筋性防御＞打診による圧痛の順に確定診断に有用とされます[1]。ただ、板状硬にまで至っている人は多くありませんので、筋性防御と打診による圧痛がないかを見逃さないことが重要です。よく勘違いされますが、【板状硬（筋強直）】は押す前から腹部全体が硬い状態で、【筋性防御】は押すと途中で「ぐっ」と硬くなる、患者さんの不随意の反射を指します。わかりにくいので、67 ページの動画で見比べてみましょう。そして、「腹膜刺激徴候と言えば反跳痛」かもしれません。実際に医師が実施しているのを見たことがあると思います。確かに医師が行うことも多いですが、診断にはあまり寄与しない（確定にも除外にも使えない）というデータがありますし、痛みが強いからあまりやるな、という意見の医師もいます。ちなみに私は、虫垂炎に

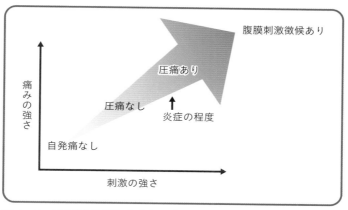

図 11-2 「押さえて痛い」のレベル

なったときにこれを当時の主治医にやられて、かなり痛かったので実施していません。

　そして、患者さんの腹部を押す以外にも、アセスメントする方法として2つ紹介します。【踵落とし試験】と【咳嗽試験】です。踵落とし試験は空手の踵落としではありません。ちょっと背伸びをしてトン、と地面に踵を落とします（66ページ）。その衝撃で痛ければ陽性、痛くなければ陰性、となります。これは除外に使えるフィジカルと言われています。咳嗽試験は咳払いをすると腹部に響くか、というフィジカルです（66ページ）。これも簡便ですが、フィジカルとしては有用とは言えないことがわかっています[2]。

圧痛がない＝軽症？

　「腹部圧痛がなければ、重症ではない」わけではありません。圧痛のない重症な腹痛も多くあります。特に見逃されがちなものを以下に挙げます。

後腹膜の病変

　大動脈やその付近の血管の病気（大動脈瘤や上腸間膜動脈塞栓症）などです。腹膜に炎症が及んでいないと、圧痛が生じないこともあります。腹膜まで刺激が届いていないだけで、腹部の奥の方で怖いことが起こっている可能性はありえますので、注意しましょう。これは次項の⓬「虫垂炎」にもつながる大事な考え方です（詳しくは次項で説明します）。

全身性疾患からの腹痛

　アナフィラキシーや糖尿病性ケトアシドーシスといった全身性の病気が腹痛を起こすことが稀にあります。これはとても難しいので、とりあえず「アナフィラキシーで腹痛が起こることがある。その場合は圧痛がないことがある」とだけ覚えておきましょう。

引用・参考文献
1）徳田安春総監訳. マクギーのフィジカル診断学. 原著第4版. 東京, 診断と治療社, 2019, 358-62.
2）Wagner JM, et al. Does this patient have appendicitis? JAMA. 1996；276（19）：1589-94.

12 虫垂炎

虫垂の位置による痛みの変化

右下腹部の圧痛の欠如

➡ 除外に向いている。

そもそも右下腹部に圧痛がなければ虫垂炎の可能性は低い。ただ虫垂の位置によっては腹部正中くらいに痛みが出る人もある。

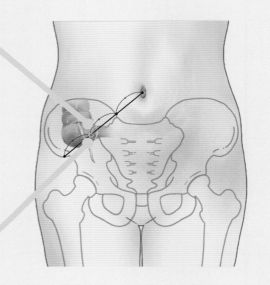

マクバーニー点の圧痛

臍と右上前腸骨棘を結んだ線の圧痛点。有名な所見で、比較的簡単。しかし、回盲部炎のときも圧痛が起こることが多いので注意が必要。

虫垂の位置

①盲腸の後ろ	64%
②骨盤内	32%
③盲腸の下	2%
④回腸の前	1%
⑤回腸の後ろ	0.4%

（文献1より作成）

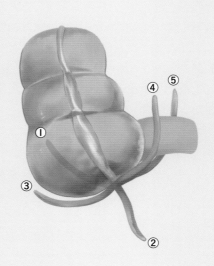

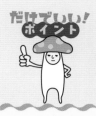

●虫垂の位置は人によってバリエーションがある
ので、痛む場所が違うときがある！

【腸腰筋ポジション】

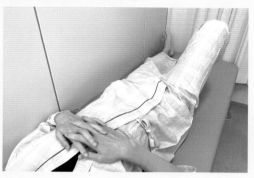

腸腰筋に炎症が強く波及し、足を伸ばすと腸腰筋が突っ張って痛いので、膝を曲げたままにしている。

【腸腰筋サイン】

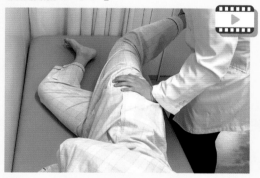

虫垂炎の炎症が腸腰筋に波及することで、腸腰筋を刺激すると右下腹部痛が生じる（特に虫垂が腸腰筋付近に位置している場合）。

➡ 確定に向いている。

【閉鎖筋サイン】

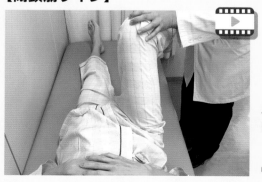

虫垂炎の炎症が内閉鎖筋に波及することで、内閉鎖筋を刺激すると右下腹部痛が生じる（特に虫垂が骨盤内に位置している場合）。

➡ 確定に向いている。

はじめに

　虫垂炎は腹膜炎を起こす代表的な病気です。腹膜炎の中でも頻度が20%と非常に高く[2]、いろいろなフィジカルがこれまでに発見され、検証されています。あまりに多いので、今回は特に使えそうで、行いやすいフィジカルに限定しました。特に重要なのは虫垂の位置をイメージすることです。

虫垂の位置にはいろいろある

　虫垂の位置には結構バリエーションがあり、それによっても症状が異なります（70ページ「虫垂の位置による痛みの変化」）。

通常の位置（前）

　例えば、70ページ「虫垂の位置による痛みの変化」の④のように、体の前の方（回腸の前）に位置すれば、腹膜刺激徴候が生じやすくなります。有名なマクバーニー点の圧痛ですが、確かに虫垂炎の診断には有用です。マクバーニー点とは臍と右の腰骨（上前腸骨棘）をつないで、それを3等分して、臍から2つ目です。……と言ってもわかりにくいと思うので、70ページのイラストで確認してください。すぐにわかると思います。

　まずは、ここに圧痛があるかをアセスメントすることが一歩目です。しかし、虫垂の近くには回盲部という、これまたいろんなことが原因で炎症がよく起こる場所があります。マクバーニー点に圧痛があると思ったら、実は回盲部の炎症だったということもあるので注意しましょう。反対に、この部分に痛みがない場合、虫垂炎は比較的否定できます。虫垂炎の初期は、みぞおち辺りが痛くなってから徐々に右下腹部が痛くなることで有名です。痛いのはみぞおち辺りだからといって虫垂炎を見逃してしまうことが時々ありますので、腹痛の患者さんを診た場合には、必ず右下腹部も押さえるようにしましょう。

後ろの位置

　虫垂炎のややこしいところは位置のバリエーションです。体の後ろの方（①盲腸の後ろ、⑤回腸の後ろ）に伸びて、その先の腸腰筋という、歩くときに伸び縮みする筋肉を刺激することがあります。ただ、お腹が痛くて横になっている人を無理やり歩かせることはできません。それを調べるためのフィジカルが、腸腰筋サインです。71ページの【腸腰筋サイン】のように左側臥位にして、右足を伸ばすと右の腸腰筋が動きます。そこで痛みを感じる場合が陽性で、特異性が高く、虫垂炎の確定に比較的有用です[3]。左で行う必要はありません。虫垂があるのは右だからですね。時々腸腰筋が痛すぎて、足を曲げたままにする、【腸腰筋ポジション】という体位を取る人もいますね（71ページ）。こんな人を見たら、腸腰筋に何かあるかもしれないと思ってください。

下の位置

　体の下の方（③盲腸の下、②骨盤内）に位置すれば、閉鎖筋という、大腿をひねるときに伸び縮みする筋肉を刺激します。これを【閉鎖筋サイン】と言います（71ページ）。写真のように右足をひねると、閉鎖筋が動いて痛みます。こちらも特異度は比較的高く、確定診断に有用です[4]。

虫垂炎のフィジカルでの注意点

　　腸腰筋サインも閉鎖筋サインも、やり方さえわかれば比較的簡単に実施できます。でも、時々勘違いすることがあります。自分でやってみるとわかりますが、結構痛いんですよね、足が。痛みが出るのは足ではなく、腹部や背中や骨盤です。足を動かして、「お腹周りに痛みがきますか？」と聞いてみましょう。

後腹膜の痛み

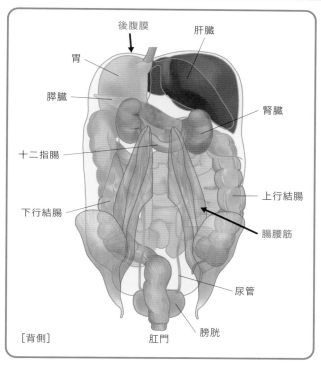

図 12-1　**後腹膜に接している臓器**

　　前項で少しお話ししたとおり、腹膜と後腹膜の違いは重要です。後腹膜と接している臓器をどれだけ列挙できますか？　実は 10 個近くもあるんです（図 12-1）。そして臓器ではありませんが、よく病気になるのが、先ほど出てきた腸腰筋です。この腸腰筋に炎症が波及することは、虫垂炎以外でも結構多いです。例えば、すぐ横にある腎臓の炎症（腎盂腎炎など）でも腸腰筋に炎症が及ぶことがありますし、また腸腰筋自体に菌が付いて、腸腰筋膿瘍というやっかいな病気になることもあります。腹部ではなく、背中が痛いという人は要注意です。

図中ラベル：後腹膜、肝臓、胃、膵臓、腎臓、十二指腸、上行結腸、下行結腸、腸腰筋、尿管、膀胱、肛門、［背側］

引用・参考文献
1）Cole MS. et al. Evidence-based management of suspected appendicitis in the emergency department. Emerg Med Pract. 2011；13（10）：1-29；quiz 29.
2）Doklestić, SK, et al. Secondary peritonitis - evaluation of 204 cases and literature review. J Med Life. 2014；7（2）：132-8.
3）Wagner JM, et al. Does this patient have appendicitis? JAMA. 1996；276（19）：1589-94.
4）Bundy DG, et al. Does this child have appendicitis? JAMA. 2007；298（4）：438-51.

マーフィー徴候

胆嚢の痛みを診るために、痛みの少し尾側を押さえ、深呼吸で痛みが誘発されるかを診る。

➡ **除外に向いている。**

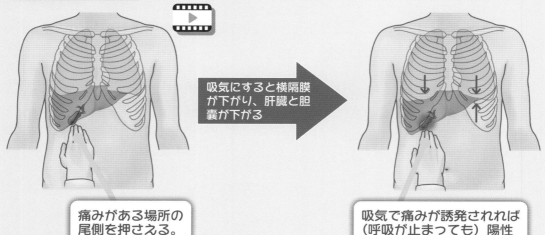

吸気にすると横隔膜が下がり、肝臓と胆嚢が下がる

痛みがある場所の尾側を押さえる。

吸気で痛みが誘発されれば（呼吸が止まっても）陽性

肝叩打痛

肝臓周囲に痛みの原因があるか診るために、肝臓周囲に手を当てて、反対の手で叩く。

➡ **除外に向いている。**

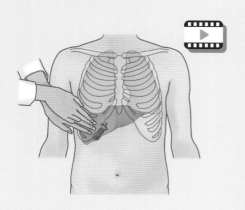

コツ①徐々に強くする

強く叩くと、その周囲の痛みも拾ってしまうので、はじめは弱く、徐々に強く叩く。

弱くても痛ければ特異度が高い。

➡ **確定に向いている。**

強くても痛くなければ感度が高い。

➡ **除外に向いている。**

コツ②左右差を利用する

痛くないと予想している方を強めに、痛いと予想している方を弱めに叩くことで、本当にそこが痛いのかがわかる。

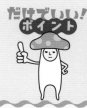

- 胆嚢と腎臓の位置をイメージする！
- 強さを利用してより正確にアセスメントする！

CVA 叩打痛

腎臓周囲に痛みの原因があるかを診る。

➡ <u>そんなに使えないのでコツを利用する。</u>

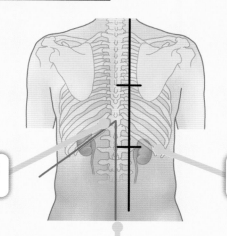

CVA ＝第 12 肋骨と
脊椎の交差点

背中を 3 等分した
下 1/3 の境界線近く

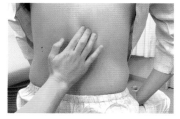

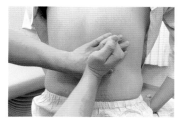

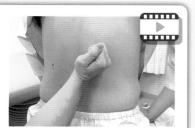

1 段階目：指だけで叩く。

2 段階目：手を添えて間接
的に叩く。

3 段階目：直接叩く。

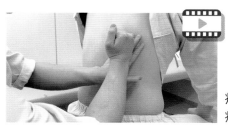

痛くないであろう方を強めに叩く。
痛いであろう方を弱めに叩く。

はじめに

　すでに「⑪腹膜刺激徴候」と「⑫虫垂炎」で、「腹部所見はもう完璧！」と思ってしまう方がいるかもしれませんが、まだです……。もう少しだけ勉強しましょう。それは肝臓と胆嚢、そして腎臓のアセスメントです。

　簡単なフィジカルだけをまとめてみましたので、ぜひ勉強してみてください。

肝臓・胆嚢を診るのに便利な2つのフィジカル

　ここでは特に胆嚢を診るフィジカルについて、まずは紹介します。胆嚢に異常があることを示すフィジカルが見つかった場合は、肝臓由来の異常の可能性があるため、同じ項目内で説明します。

　胆嚢炎や胆石は比較的頻度が高い病気で、外来や病棟でも診る機会は少なくないと思います。そこで役立つフィジカルは2つあります。

マーフィー徴候

　【マーフィー徴候】って聞いたことはありますか？　胆嚢炎や胆石の患者さんで現れるとされているフィジカルです。感度は9割近くで、このフィジカルがなければ除外できる可能性が高い、比較的良いフィジカルだと思います[1]。

　ただ、診かたを間違っている人が結構います。

　「右鎖骨中線上の季肋部のすぐ下に指を入れ込んで、深呼吸させて痛ければ陽性」

と勘違いしている人がいますが、そうではなくて

　<u>「右季肋部付近に圧痛があり、その尾側で痛くないところを押さえて、深呼吸で痛みが誘発されれば（本当は痛みで深呼吸が止まれば）陽性」</u>（74ページ）

です（ちなみにオリジナルはもっと違いますが、ここでは省略します）。

　どうしてそうなるのか、理屈で考えればわかりやすいです。胆嚢は位置の個人差が大きい臓器です。典型的には右鎖骨中線にあることが多いですが、必ずではありません。なので、まず痛いところを探ります。そしてその痛いところが胆嚢なのかを調べるために、痛みの下の境界線を探します。痛くないところがわかれば、そこを押さえながら深呼吸してもらうと横隔膜が下がってきます。胆嚢であれば一緒に下がってきて、そこに痛みが出ます。これで胆嚢、もしくはその周辺に原因がある可能性が高くなる、という理屈です。

　胆嚢炎患者さんなどは、単に腹部の圧痛でフォローするよりマーフィー徴候で痛みをフォローした方が、より正確にアセスメントできると思います。

肝叩打痛

　<u>胆嚢炎など肝臓周辺に異常がないかをより診る方法</u>として、【肝叩打痛】があります。やり方はシンプルで、肝臓周辺（右季肋部下縁）にパーにした左手を置いて、グーにした右手でドンドンと叩く、それだけです（74ページ）。日本の小規模の研究によれば、こちらも感度は比較的良いとされています。私もよく使いますが、同じ印象です。「お腹が痛い」と言っている患者さんに試してみて、「まぁ、肝臓や胆嚢ではなさそうだな」と判断したいときに便利です。

ちなみに胆管炎も多い病気ですが、こちらはそもそも腹痛がないときも多いので、これらのフィジカルがなくても否定はできませんので、あしからず[2]。

腎臓を診る CVA 叩打痛

ちょっと腹部から離れますが、肝叩打痛と似ているので、ここで腎臓のことにも少し触れたいと思います。これも肝臓と同じで、腎臓周辺にパーにした左手を置いて、グーにした右手でドンドンと叩く、それだけです。ただ少し難しいのが、腎臓がどこにあるかを想定する、ということです。それが 75 ページの CVA（costovertebral angle；肋骨脊椎角）という場所です。脊椎は誰でもわかると思います。肋骨の一番下（第 12 肋骨）はしっかり触らないとわかりにくいことが結構あります。わかりにくい場合は、背中をだいたい 3 等分した真ん中と一番下の間くらいになります。

明らかにその部分を痛がる尿路感染症や腎結石の患者さんがいます。その場合は、この CVA 叩打痛が症状のフォローをアセスメントするには役立つと思います。

ただ CVA 叩打痛は実はあまり役に立たないとも言われています。研究では感度も特異度もあまりよくありません[3]。腎臓周囲には臓器や筋肉、骨が多いので、その辺の痛みの原因を拾ってしまう可能性は確かにあります。

コツとして 2 つあります。これは肝叩打痛でも使えるコツです。

• コツ①：まずは弱く叩いてから、2 段階で強くする。

肝臓も腎臓も周囲に臓器が多いため、肝臓周囲を診たつもりが他の臓器の痛みを拾ってしまう、ということがあり得ます。より弱く叩いても痛みがあれば、叩いた近くの臓器が原因の可能性は高くなります。そしてより強く叩いても痛くないのであれば、その臓器を含めて、その周辺には痛みの原因がない可能性が高くなります。なので、

指でトントンと叩く→左手を添えて間接的に叩く→直接右手で叩く

といった順にすると、より細かくアセスメントできると思います。

• コツ②：左右差を利用する。

叩打痛は、自分がやられてみるとわかりますが、何もなくても少し痛いです。叩かれた痛みなのか、わかりにくいときがあります。その場合は左右差をうまく利用します。

痛みが予想される側は少し弱めに叩き、痛みがないと予想される側を少し強めに叩きます。それでも予想される側が痛いという場合は、本当にそちらに痛みの原因がある可能性が高くなります。

引用・参考文献

1）Trowbridge RL, et al. Does this patient have acute cholecystitis? JAMA. 2003；289（1）：80-6.

2）Ueda T, Ishida E. Indirect Fist Percussion of the Liver Is a More Sensitive Technique for Detecting Hepatobiliary Infections than Murphy's Sign. Curr Gerontol Geriatr Res. 2015；2015：431638.

3）Bent S, et al. Does this woman have an acute uncomplicated urinary tract infection? JAMA. 2002；287（20）：2701-10.

14 関節痛

各関節の関節裂隙を探す

【関節裂隙を探す：膝】

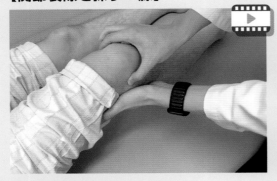

【関節裂隙を探す：指・手首】

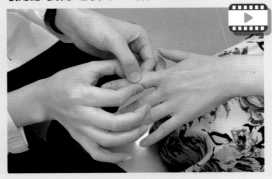

【関節裂隙を探す：足首】

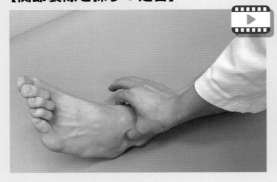

【関節裂隙を探す：肩】

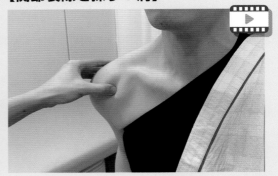

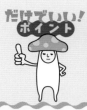

だけでいい！ポイント

- 関節の中なのか、周囲なのかを区別する！
- 1つの大きめの関節が急に痛み出したときは要注意！

危ない関節炎を疑う

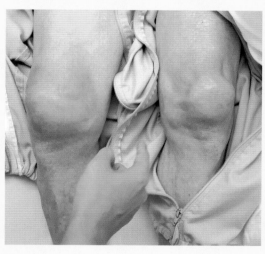

【急性単関節炎】

- 大きめの関節（膝・肩・肘など）
- 1つの関節
- 急に（1日以内）

よくある関節炎を疑う

【関節リウマチ】

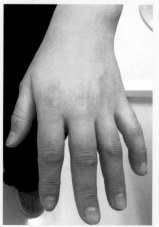

- 小さめの関節（指・手首など）
  ※ DIP 関節には痛みがない。
- 多くの関節（4個以上）
- 徐々に（6週間以上）

【変形性関節症】

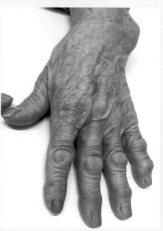

- 関節リウマチに似ているが、DIP 関節にも症状がある。
- 初期から変形が強い。

はじめに

　関節が痛む病気はかなり多く、関節痛に悩んでいる患者さんも多いです。実は腰痛、肩こり、関節痛は自覚症状のトップ3というデータがあるくらいなのです[1]。ただ、原因が多すぎるため、看護師の皆さんには危ない関節痛とよくある関節痛のアセスメントができるようになってもらいたいと思います。

関節の中が痛いのか、周りが痛いのか、それが問題だ！

　まず関節が痛い場合、2カ所の原因があり得ます。それは「関節の中」の病変と「関節の周囲」の病変です。この2つを区別することが重要です。関節の構造は結構複雑です。図14-1のように、関節自体を構成するものと関節の周囲にあるものに分かれます。そして、おのおのに病変があることで「関節の中」の病変、つまり関節炎か、「関節の周囲」の病変、つまり関節周囲炎かに分かれます。フィジカルでそれを区別しようと思うと、表14-1を理解することが重要です。この表は特に重要な3つに絞っています。

　すべてがこのように分かれるわけではありませんが、おおよその目安となります。危ない関節痛の原因となるものは関節炎であることがほとんどですので、関節炎を見逃さないようにしましょう。

関節裂隙を探す

　表14-1の疼痛部位と関節腫脹を見つけるには、関節裂隙を触ることができるようにならないといけません（78ページ）。特にアセスメントできるようになってほしい順番で並べました。

- **膝**：膝を少し曲げた状態で膝蓋骨（膝の皿）の真ん中少し尾側あたりで膝の左右を触るとくぼみがある。
- **指**：DIP関節（第1関節）とPIP関節（第2関節）では節の部分を4方向から押さえると触れる。MP関節（第3関節）は節ではなく、少し末梢側にくぼみがあるので、そこを挟むように4方向から押さえる。
- **手首**：MP関節と同様に、尺骨茎状突起（手のくるぶし）より少し末梢側にくぼみを触れる。
- **足首**：内果（内くるぶし）と外果（外くるぶし）のすぐ尾側が足関節の関節裂隙。しかし腱が多いため、腱自体の炎症と間違えないことが重要。
- **肩**：烏口突起と上腕骨頭の間を探す。烏口突起は、鎖骨を外側の端まで触ってみて、端の少し手前で尾側を触るとボコッとした部分が触れる場所。その少し外側下方周囲が関節裂隙であるが、正常でもくぼみは直接認識しづらい。

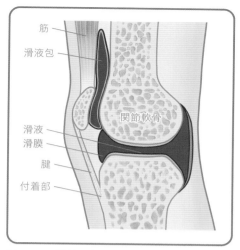

筋
滑液包
関節軟骨
滑液
滑膜
腱
付着部

図 14-1　関節を構成するもの

表 14-1　関節炎と関節周囲炎の比較

	「関節の中」 関節炎	「関節の周囲」 関節周囲炎
疼痛部位	関節裂隙全体	関節裂隙以外の局所
関節腫脹	あり	なし
動かしたとき の痛み	全方向に痛む。 すべての方向で可動 域制限がある。 自動時痛・他動時痛 どちらもある。	特定の方向に痛む。 特定の方向に可動域 制限がある。 自動時痛はあるが、 他動時痛は少ない。

危ない関節炎を探すための基礎知識

　関節周囲炎であった場合、そこまで怖い病気が隠れていることは多くないですが、関節炎ではそれなりに危険な病気もあります。そこで重要となるのが、関節炎のアセスメントに関する基礎知識です。具体的に何かというと、「場所」と「数」と「経過」です。あまり深くは話しませんが、特に見逃してほしくないのは化膿性関節炎という、関節の中に菌が入ってしまう病気です。これは典型的には「大きめの関節（膝・肩・肘など）」の「1個の関節」に「急に（1日以内）」出現してきます。ですので、【急性単関節炎】という状態になります（79 ページ）。その対抗馬として、結晶性関節炎と呼ばれる痛風や偽痛風も同じような状態になります。関節穿刺をして中の状態を見ないとわからないので、発見したらすぐに医師に報告してください。

　【関節リウマチ】もよくある病気です（79 ページ）。関節リウマチは典型的には 30 〜 40 歳前後の女性に多く、「小さめの関節（指・手首など）」の「多くの関節（4 個以上）」に「徐々に（6 週間以上）」出現してきます。ただし、DIP 関節には起こりません。

　似たような場所に起こる【変形性関節症】は DIP 関節に起こることが多く、変形が初期から強いことが多いですね（79 ページ）。また発症年齢も高齢であることが多いです。まずはこのあたりを理解しておけば大丈夫です。

引用・参考文献
1）厚生労働省．平成 25 年国民生活基礎調査の概況．https://www.mhlw.go.jp/toukei/saikin/hw/k-tyosa/k-tyosa13/index.html

第 **2** 章

\レベル2/
発見するための
フィジカル

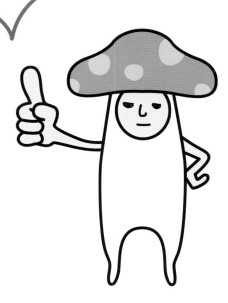

 # リンパ節腫脹を見つける

リンパ節を触るときのポイント

【示指から環指で触る】

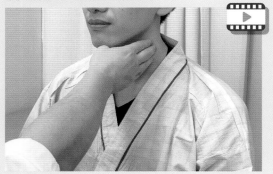

【軽く触る】

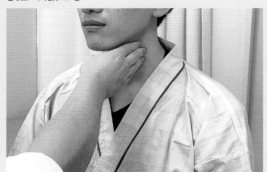

【皮膚が動きやすい方向で触る】

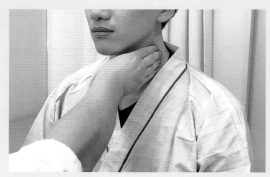

リンパ節と唾液腺

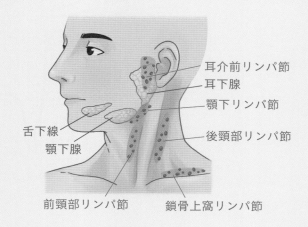

耳介前リンパ節
耳下腺
顎下リンパ節
後頸部リンパ節
舌下線
顎下腺
前頸部リンパ節
鎖骨上窩リンパ節

- リンパ節を触るときは、3本の指で、軽く、皮膚が動く方向に!
- 首のリンパ節を触るときの2つの注意点を押さえる!

首のリンパ節を触るときの注意点

【唾液腺との区別の仕方】

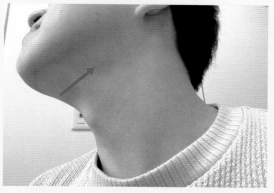

- 唾液腺（顎下腺）は大きい（3cmくらいある）。
- 押すと唾液が出る（必ずしも出るわけではない）。

【前頸部と後頸部リンパ節の区別の仕方】

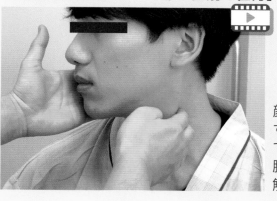

顔に手を当てて顔で押してもらう。そうすると反対側の胸鎖乳突筋に力が入るのでわかりやすくなる。後頸部リンパ節は胸鎖乳突筋の裏側付近にあるので裏側を触るようにする。

はじめに

　レベル 2 の「発見するためのフィジカル」の代表格と言ってもいいのが、このリンパ節腫脹です。リンパ節腫脹は、患者さん自身が気付いていなかったり、患者さんがふと自分で気付いて質問してきたり、患者さんの体を触っていたときに看護師の皆さんがふと気付いたりと、とにかくよく問題になります。特に見逃したくないのが、癌が関与するリンパ節腫脹です。リンパ節腫脹の正しい知識を身に付けておけば安心です。

そもそもリンパ節って何だっけ？

　リンパ節は、リンパ管をつなぐ正常では 2 〜 3 ミリ程度の豆のような形をした小さな器官で、全身に 300 〜 600 個配置されています。主に免疫に関与しています。感染だけでなく癌で問題になることが多いですね。

リンパ節ってどこにある？ フィジカルで優位なところとそうでないところ

　リンパ節のある場所は、大まかに体表と体内に分けられます。とんでもなく大きくならない限り体内のものには触れることができません。図 1-1 のように、体表にもいろんなところに存在します。
　この中で実は、頸部リンパ節（特に前頸部。詳しくは後述）や鼠径リンパ節は比較的軽

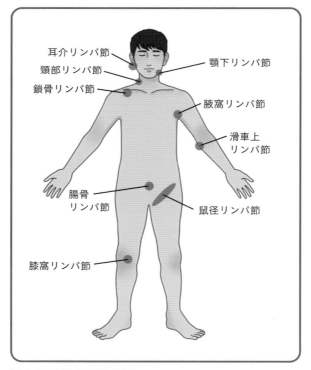

耳介リンパ節
頸部リンパ節
鎖骨リンパ節
顎下リンパ節
腋窩リンパ節
滑車上
リンパ節
腸骨
リンパ節
鼠径リンパ節
膝窩リンパ節

図 1-1　リンパ節の位置

い刺激でも腫れてしまうことがあるため、案外優位な所見ではない、つまりは病的な意義が高くないことが多いです[1]。

リンパ節を触るときのポイント

リンパ節を触るときのポイントが3つあります（84ページ）。

• **示指から環指で触る。**

なるべく多くの範囲を正確に診るため、3つの指の腹の部分で触ります。

• **軽く触る。**

リンパ節は皮下にあるため、皮膚を動かしても皮膚と一緒には動きません。ただ、強く押さえすぎるとリンパ節の表面の凹凸がわかりにくくなるため、最小限の強さで押さえる必要があります。よって皮膚が動くギリギリの強さで押さえるようにします。

• **皮膚が動きやすい方向で触る。**

皮膚には動きやすい方向と動きにくい方向があります。例えば首であれば上下には動かしづらいですが、前後には動きやすくなっています。動きが大きい方がリンパ節を発見しやすいです。

癌によるリンパ節腫脹を診るポイント

癌によるリンパ節腫脹かどうかを診るときのポイントは、表 **1-1** の通りです。誤解を恐れずに言うと、首や鼠径の圧痛を伴う 2cm 以下の可動性の良いリンパ節は、ほぼ問題なしと言っても OK です。

表 1-1　**癌によるリンパ節腫脹を診るポイント**

	悪性の可能性が高い	良性の可能性が高い
大きさ	＞2cm	＜2cm（部位により1cm）
硬さ	硬、ゴム状	軟
期間	＞2週間	＜2週間
可動性	なし	あり
周囲への影響	浸潤あり	浸潤なし
部位	鎖骨上、滑車上、全身	鼠径、顎下
圧痛	通常なし	通常あり

（文献2より転載）

一番多い、首のリンパ節の注意点

先ほどから何回か出てきている首のリンパ節ですが、首には全身の 40% のリンパ節があると言われています。なのでよく腫れて、それがよく見つかるんですね。首のリンパ節のポイントをまとめてみました。

唾液腺（顎下腺、耳下腺）と間違いがち

　リンパ節同様、唾液腺もよく腫れることがあり、それをリンパ節と勘違いすることがあります。特に顎下腺周囲にはリンパ節が多く、フィジカルに慣れている人でも間違うことはあります（84 ページ「リンパ節と唾液腺」）。見分けるポイントは正直あんまりないのですが、強いて言うなら、顎下腺はもともと 3cm 程度と大きいこと、押すと唾液が出る（出ないこともある）ことくらいでしょうか（85 ページ【唾液腺との区別の仕方】）。

　ただ、リンパ節に異常があるときと似ていて、唾液腺も炎症で腫れて圧痛が生じ、悪性になるとリンパ節と同様に硬く可動性が悪くなりますので、あまり分けなくてもいいかもしれません。

後頸部リンパ節には要注意

　こちらも少し難しいのですが、頸部リンパ節には、前頸部リンパ節と後頸部リンパ節があります。リンパの流れとして、前頸部は口腔や咽頭の、後頸部は頭部や胸部からのリンパが流れてくるため、後頸部リンパ節が腫れている場合は全身のリンパ節が腫れている可能性があるとされ、要注意なフィジカルとなります。

　前頸部と後頸部の境目は胸鎖乳突筋です。後頸部リンパ節は胸鎖乳突筋の裏側に少し入り込んでいるので、85 ページの【前頸部と後頸部リンパ節の区別の仕方】の動画のように、胸鎖乳突筋に力を加えてから潜り込ませるようにその裏を触るとわかりやすいです[1]。

引用・参考文献

1) Bazemore AW, et al. Lymphadenopathy and malignancy. Am Fam Physician. 2002；66（11）：2103-10.

2) Abdullah A, et al. Clinical approach to lymphadenopathy. JK-practitioner. 16（1-2），2011，1-7.

MEMO

動作緩慢

【小刻み歩行】

治療前

治療後

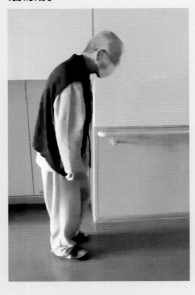

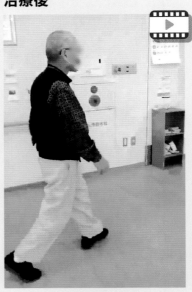

- 腕を振らない。
- 一歩が小さい。
- 方向転換するときの
  ステップが細かい。

【マイヤーソン徴候】

治療前

治療後

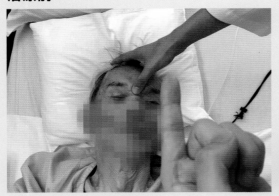

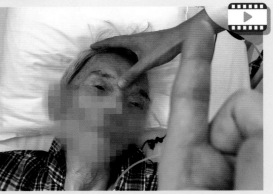

5〜10回以上叩打しても、まばたきが続くと陽性

➡ 除外に向いている。

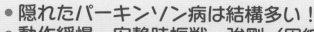
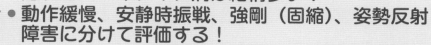

- 隠れたパーキンソン病は結構多い！
- 動作緩慢、安静時振戦、強剛（固縮）、姿勢反射障害に分けて評価する！
- 特にマイヤーソン徴候はわかりやすいのでおすすめ！

強剛（固縮）

【強剛（固縮）】

治療前

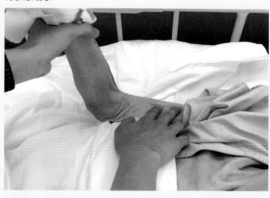

治療後

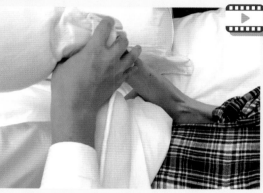

筋肉の連動がうまく行かず、ガタガタする。

【拘縮】

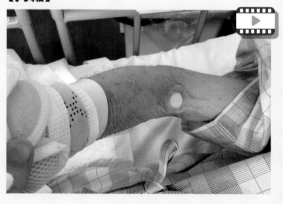

はじめに

　「パーキンソン病とかパーキンソニズムって何だっけ？」という方もいらっしゃると思いますので、まずその復習から始めましょう。

　パーキンソン病とは進行性の神経変性疾患、つまり神経組織が徐々に変化してしまうことで起こる病気です。しかしその原因はわかっていません。比較的多い病気で、日本でも1,000人に1人くらいがパーキンソン病だと言われています[1]。

　さらに、病気のメカニズム、病態生理はこれまた複雑です。発症原因は不明ですが、中脳にある黒質と呼ばれる部分の神経細胞が徐々に変化し、神経伝導物質であるドパミンが少しずつ減ってしまう、という病態です。黒質は運動神経の調節役として機能しています。調節役の機能が悪くなるので、脳卒中のように動けなくなるわけではないけれど、動きがぎこちなくなる、というわけです。

　詳しくは後述しますが、パーキンソン病は黒質が変性する一つの病気であり、パーキンソニズム（パーキンソン症候群とも表現します）はこういった症状自体を指す症候名です。

　パーキンソニズムには①動作緩慢、②安静時振戦、③固縮、④姿勢反射障害、の4つの症状があります。診断項目にそれらすべてがそろう必要はなく、「動作緩慢」があった上で「固縮」「安静時振戦」「姿勢反射障害」のいずれか1つがあればパーキンソニズムであると診断されます[2]。

　何より重要なのは、パーキンソン病の診断に直結する検査が存在しないことです。パーキンソン病の診断は病歴聴取とフィジカルアセスメントだけなのです[3]。そういった意味でも、フィジカルアセスメントって重要なのがわかりますよね。

パーキンソン病とパーキンソニズムはフィジカルでは判断が難しい

　パーキンソニズムは、一見するとパーキンソン病のようではあるけれども、原因がパーキンソン病のように黒質の変性ではなく、他の原因がある場合を指します。大きく分けると、パーキンソン病のように神経が変性して起こる病気とそれ以外の病気です（表2-1)[4]。

　ややこしいですよね。しかし今回、皆さんにお願いしたいのは、パーキンソニズムがあるかをまずアセスメントできるようになることです。細かい原因や鑑別方法についてはここでは置いておきましょう。看護するにあたっては、両者を区別することはそこまで重要ではありません。

パーキンソニズムに特徴的なフィジカル

　前置きが長くなりましたが、パーキンソニズムは数多くのフィジカルがある病態として有名です。先ほどの4つの症状に分けて考えるとわかりやすいと思います。その中でも比較的わかりやすく、アセスメントに活かしやすいフィジカルを紹介します[5]。

表 2-1　パーキンソニズムの原因となる病気とその特徴

神経変性疾患		パーキンソン症候群	
脳神経が何らかの原因で抜け落ちる、パーキンソン病とよく似た病気。初期にはパーキンソン病との区別が難しいことが少なくない。		薬剤性パーキンソン症候群	服用した薬の副作用として起こるもの。抗精神病薬などで生じやすいが、一般的に使われる制吐薬や抗うつ薬で起こることもある。薬の減量や中止で症状は改善する。
多系統萎縮症	病気の初期から排尿障害などの自律神経の乱れ（自律神経症状）が現れ、飲み込みが悪くなったり、睡眠中のいびきや無呼吸が目立ったりする。	脳血管性パーキンソニズム	小さな脳梗塞が多発した場合、運動機能が障害され、パーキンソン病とよく似た症状が現れることがある。脳血管障害の再発予防を目的とした薬物治療と、血圧や血糖値などのコントロールが治療の中心になる。
進行性核上性麻痺	目の動きが悪くなる、すくみ足などの症状が見られ、病気の初期から転びやすくなるなどが現れる。		
大脳皮質基底核変性症	ある特定の動作ができない、言葉の扱いが難しくなる、片側の空間にあるものを認識しない、片手が勝手に動く、認知症などの症状も見られる。	正常圧水頭症	頭蓋の中を満たしている髄液の流れが滞り、脳を圧迫することで起こる。歩行障害、尿失禁、認知機能障害が代表的な症状。手術で症状の改善が期待できる。

（文献 4 より転載）

動作緩慢

小刻み歩行

　トボトボと歩いている人って、たまに見ますよね。ただこれがパーキンソニズムの小刻み歩行なのか、そういう歩き方なのか、判断が難しいと思います。わかりやすいポイントとしては、

- 腕を振らない
- 一歩が小さい
- 方向転換するときのステップが細かい

です。こういったところがあると、パーキンソニズムによる小刻み歩行です。90 ページの【小刻み歩行】の「治療前」と「治療後」の動画を比較してもらうと、よくわかると思います。

マイヤーソン徴候

　これはフィジカルの教科書にはあまり載っていませんが、感度が高く、除外に使えるフィジカルです。眉間反射（眉間を叩くとまばたきをしてしまう反射）を利用するフィジカルで、眉間を 90 ページの【マイヤーソン徴候】の動画のように叩くと、普通は 5 回以内に慣れて目を閉じなくなります。しかしパーキンソニズムがあると、10 回以上でもまばたきをしてしまいます。フィジカルで一つ注意するは、正面から叩くと怖くて目をつぶってしまう人がいるので、動画のように後ろから実施しましょう。

小字症

　「え、こんなのもフィジカル？」と思うかもしれませんが、文字を書いてもらうフィジカルもあります。パーキンソニズムでは段々と文字が小さくなる【小字症】（図 2-1）というのが特徴的で、意外に特異度が高い、つまりは診断につながるとされています。治療効果の測定としてもわかりやすいので、結構便利です。だんだん文字が小さくなっていく

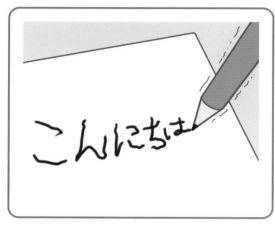

図 2-1　小字症
だんだんと小さくなる。

のがポイントです。

安静時振戦

　パーキンソニズムの振戦は比較的特徴的です。これは本章❻「振戦を見つける」で詳しく説明していますので、そちらをご覧ください。

強剛（固縮）

　強剛と聞くと、どんなイメージを思い浮かべますか？ 91 ページの下の写真のように腕が固まっている人を思い浮かべるでしょうか。これは【拘縮】です。【強剛】は昔は固縮（今でも使っている人は多いですが）とも呼ばれており、拘縮と固縮を間違っている人もいます。

- 拘縮は関節が固まってしまっているから固い。
- 強剛（固縮）は筋肉がうまく連動できないから固い（ガタガタする）。

　拘縮は関節自体が固まっているので、どの方向に曲げても固いです。強剛で筋肉が連動しないというのは、曲げる筋肉（屈筋）と伸ばす筋肉（伸筋）の連動がうまくいかないということです。例えば腕を曲げるとき、二頭筋を曲げようとしますが、三頭筋を伸ばそうとは思っていないですよね。これは体が勝手にやってくれているのです。その「勝手にいい感じにやってくれていた」のが調節できなくなるのが強剛であり、パーキンソニズムなのです。運動神経の調節役である黒質が障害されるからこうなるんですね。その結果、歯車様運動や鉛管様運動になってしまうわけです。

姿勢反射障害

　姿勢反射障害自体は新しい診断基準から外されています。理由としては、確かにこのフィジカルは出るけれども、かなり病状が進行してからで、初期に姿勢反射障害が出ている場合はほかの病気であることが多いためです[6]。

前屈姿勢

　【小刻み歩行】の動画でもはっきりと前屈姿勢になっていると思います。前だけでなく横に傾く人もいます（ピサ症候群と言います）。

Pull test

　患者さんに立ってもらい、体を後ろに引っ張り、それで踏ん張れるかを診るフィジカルです。正常であれば引っ張ってもその場で踏ん張ることができますが、数歩足が出てしまう、ひどいと倒れてしまう、という状況が陽性です[7]。

気をつけて！ パーキンソニズムを起こす薬たち

　先ほど、パーキンソン病とパーキンソニズムを区別する必要はない、とお伝えしましたが、1つだけ例外があります。それは薬、つまりは薬剤性パーキンソニズムです。パーキンソニズムを起こしうる薬剤はかなり多いのですが、特に多いのは抗精神病薬です。メトクロプラミド（プリンペラン®）やドンペリドン（ナウゼリン®）といった、一般の病棟でよく使う制吐薬でも起こります。厄介なのが、薬を止めてすぐには治らないことです。飲みはじめてから数日〜20日以内にほとんどが発症しますが、中止から改善までは2〜3カ月かかることも多く、半年かかったという報告もあります[8]。

　90ページの【小刻みの歩行】の動画に出てきた高齢男性ですが、実は制吐薬のせいだったんです。制吐薬を中止して3カ月経つと、すっきり治ってしまいました。薬って怖いですねー。パーキンソニズムを見つけた場合には、薬を確認してみましょう。

パーキンソニズムの治療効果測定

　パーキンソニズムにはさまざまな薬があります。その代表格はL-DOPA製剤です。これらの薬はパーキンソニズムの症状に対して、かなり効果的なことがあります。効きにくい病気もありますが……。L-DOPA製剤を導入された場合には、今までの症状が改善したかどうかもぜひ診てくださいね。

引用・参考文献

1) Yamawaki M, et al. Changes in prevalence and incidence of Parkinson's disease in Japan during a quarter of a century. Neuroepidemiology. 2009；32（4）：263-9.

2) Hughes AJ, et al. Accuracy of clinical diagnosis of idiopathic Parkinson's disease: a clinico-pathological study of 100 cases. J Neurol Neurosurg Psychiatry. 1992；55（3）：181-4.

3) Nutt JG, et al. Clinical practice. Diagnosis and initial management of Parkinson's disease. N Engl J Med. 2005；353（10）：1021-7.

4) アッヴィ合同会社. パーキンソンスマイルネット もっと知ろう！パーキンソン病. 第3回「パーキンソン病とパーキンソニズムの違い」. https://parkinson-smile.net/cms/parkinson_smile/pdf/basicinfo/parkinson_info_vol3.pdf

5) Rao G, et al. Does this patient have Parkinson disease? JAMA. 2003；289（3）：347-53.

6) Postuma RB, et al. MDS clinical diagnostic criteria for Parkinson's disease. Mov Disord. 2015；30（12）：1591-601.

7) Munhoz RP, et al. Evaluation of the pull test technique in assessing postural instability in Parkinson's disease. Neurology. 2004；62（1）：125-7.

8) https://www.takanohara-ch.or.jp/wordpress/wp-content/uploads/2018/05/di201804.pdf

肝硬変を見つける

肝硬変のフィジカル

眼球結膜黄染
※目が黄色くなるのは黄疸だけ

【眼球結膜黄染】

くも状血管腫

女性化乳房

手掌紅斑
はばたき振戦

腹水

門脈圧の亢進
- 脾臓→脾腫
- 直腸→痔瘻
- 臍→腹壁静脈怒張

【腹壁静脈怒張】

➡ 確定に向いている。

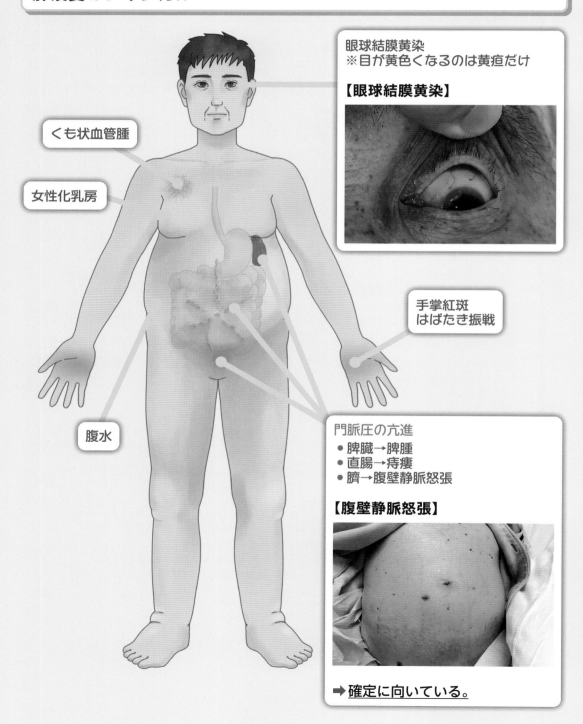

- 肝硬変の症状は多様！
- 早期では、くも状血管腫や女性化乳房に注意！
- 黄疸や腹水、羽ばたき振戦が出てきたら進行している！

エストロゲンの分解低下

【くも状血管腫】

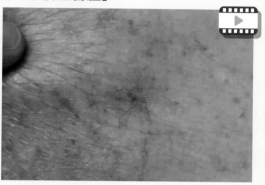

胴体部分を押さえると足の部分も消える。

➡ <u>確定に向いている。</u>

【女性化乳房】

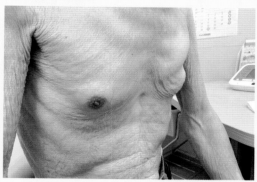

胸全体ではなく、乳腺周囲の組織が発達する（触るとグニッとする）。

➡ <u>確定に向いている。</u>

代謝異常

【はばたき振戦】

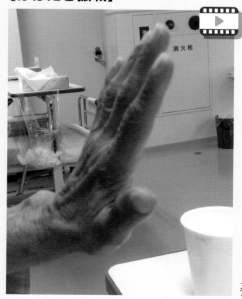

姿勢が保持できない。

はじめに

　肝臓は非常に強い臓器と言われます。なぜかというと、自分で回復する力が強いのです。そんな肝臓がダメージを受けて、回復できなくなって硬くなってしまった状態を肝硬変といいます。肝硬変は非常に良くない状態で、末期の肝硬変と診断されると、45% が診断から1年で亡くなるというデータもあります[1]。

　肝硬変は意外に気付かれず、長年放置されていることも少なくない病気です。採血検査ではそこまで異常値が見られないうちに、実は肝硬変が進んでいた、なんてこともあります。肝硬変には特徴的なフィジカルがいくつかあるのでぜひ見つけましょう！

肝硬変に特徴的なフィジカル

　肝硬変に特異的で、その中でも比較的わかりやすいフィジカルを紹介します。その前に理解しておいた方がよいのは、肝硬変のフィジカルが出る3つの理由です。肝臓が悪くなるとさまざまな異常が出てきます。詳細は省略しますが、以下の3つが特徴的です。それに応じて出てくるフィジカルが異なります。

門脈圧の亢進≒他の臓器や血管の拡張

　「肝臓は血液の貯蔵庫」という言葉を聞いたことがあるかもしれません。肝臓は腸から吸収した栄養たっぷりの血液を門脈という血管を介して集めます。しかし肝硬変で肝臓が硬くなると、その流れが滞ってしまいます。そして、行き場を失った血液が脾臓の静脈に行けば「脾腫」、直腸の静脈に行けば「痔瘻」、臍の静脈に行けば「腹壁静脈怒張」を起こします。特に腹壁静脈怒張は他の病気ではまず見られないので、これが見つかればほぼ肝硬変といってもよいフィジカルとなります。96ページに最も特徴的である【腹壁静脈怒張】を紹介します。

　「腹水」は、門脈圧の亢進が一つの原因ではあります。しかし、腹水はいろいろな原因で見られますので、腹水があれば肝硬変、とまでは言い切れないフィジカルです。

エストロゲン分解低下≒エストロゲン作用の増大

　意外かもしれませんが、肝臓には女性ホルモンのエストロゲンを分解する作用があります。なので、肝臓が悪くなるとエストロゲンの作用が強くなり、男性の女性化、特に「女性化乳房」が見られることがあります。またエストロゲンには血管を拡張させる作用があるため、くも状血管腫や手掌紅斑が認められることがあります。

代謝異常≒神経への影響

　肝硬変のフィジカルと言えば、はばたき振戦と思う方も多いでしょう。しかし実は、なぜ起こるのかは明確にはわかっていません。また、"振戦"という呼称が付いていますが、実は振戦ではなくて、姿勢が保持できないために起こります。97ページの【はばたき振戦】のように手を45度程度反らせます。90度にしてしまうと保持が簡単になるので、45度の方がよいです。この状態を保持するように指示しても、うまく保持しきれずにパタパタと動いてしまいます。ちなみに、はばたき振戦＝肝硬変と思われがちですが、高二酸化炭素血症でも出現します[2]。

肝硬変と言えば黄疸？

　肝臓が悪いと言えば、皮膚が黄色くなる黄疸を思い浮かべると思います。もちろん合っています。しかし、黄疸は肝硬変以外の病気、特に胆道が閉塞するような病気でも多く出現するので注意が必要です。また第1章の❽「貧血」でも話しましたが、われわれ黄色人種は貧血では黄色っぽく見えることもあります。

　私は和歌山出身なのですが、冬になるとコタツでカゴいっぱいのみかんを食べてしまいます。そして食べ過ぎるとまるで黄疸のように皮膚が黄色くなってしまいます。和歌山県民あるあるです。これは柑橘類に多く含まれるカロテノイドが皮膚に沈着するためです。柑皮症（かんぴしょう）という名前まで付いています。軽いと手や足だけですが、食べ過ぎると全身の皮膚まで黄色くなります。もちろんこれは無害です。黄疸なのか柑皮症なのかややこしいですが、この2つを区別するために診るべきポイントは一つ、それは目です。眼球結膜は貧血の場合でも乾皮症の場合でも黄色くはなりません（96ページ【眼球結膜黄染】）。

超重要！ くも状血管腫と女性化乳房

　以上のフィジカルの中でもくも状血管腫と女性化乳房は重要です。なぜ重要かというと、早期から出現する可能性が高いからです[3]。冒頭にも書いたとおり、肝硬変は末期になると本当に予後が悪い病気です。しかし、早期では症状が乏しいこともあり、見逃されることも少なくありません。くも状血管腫と女性化乳房を見つけたら、肝硬変を疑いましょう！2つとも見つけるには少しコツがいるので、その説明をしますね。

くも状血管腫

　97ページの【くも状血管腫】のように血管が拡張したような皮膚病変を時々見つけるかもしれません。くも状血管腫が特徴的なのは、「押さえて離したときの戻り方」です。そもそも、なぜ“くも状”と呼ぶのかというと、胴体と足があるからです。血管腫のおおもとは胴体であり、動画のように胴体部分を押さえると血流が途絶えて足の部分も消えてしまいます。離すと胴体から血流が戻って、足も出てきます。これが特徴的な所見です。

女性化乳房

　太った男性では、女性のように胸がふっくらしている人っていますよね。97ページの【女性化乳房】はそれとは異なります。太った男性の場合、そこに付いているのは脂肪です。女性化乳房の場合は、乳腺組織がエストロゲンの影響で大きくなっています。なので、乳房の周りだけ、グニッと軟らかく感じるのがポイントです。ちなみに女性化乳房は肝硬変だけでなく、よく使う薬（特にスピロノラクトン）でも起こることがあります。

引用・参考文献

1) Albers I, et al. Superiority of the Child-Pugh classification to quantitative liver function tests for assessing prognosis of liver cirrhosis. Scand J Gastroenterol. 1989；24（3）：269-76.
2) 宮城征四郎ほか. 呼吸不全を疑う臨床症状と身体所見. Medical Practice. 1997；14（2）：223-7.
3) Niederau C, et al. Cutaneous signs of liver disease：value for prognosis of severe fibrosis and cirrhosis. Liver Int. 2008；28（5）：659-66.

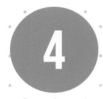 **COPD を見つける**

肺の過膨張によって起こる

【気管短縮】

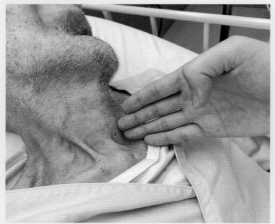

4本➡短縮なし

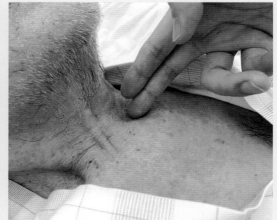

2本➡短縮あり

【剣状突起下の心尖拍動】

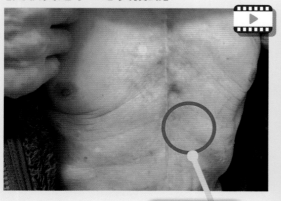

➡確定に
　向いている。

このあたりで
拍動が見える

【滴状心】

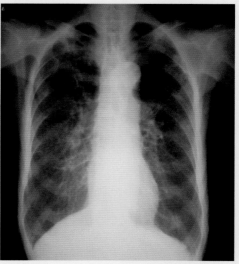

（文献1より転載）

- COPD では肺の過膨張と、呼吸補助筋の怒張によって起こるフィジカルに分ける！

呼吸補助筋の発達によって起こる

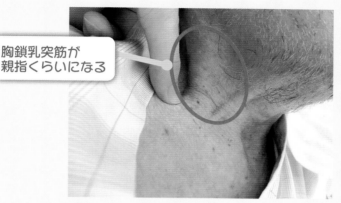

胸鎖乳突筋が
親指くらいになる

親指より太い➡怒張あり

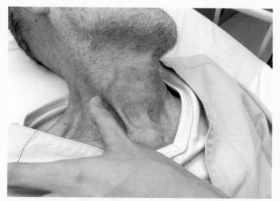

親指より細い➡怒張なし

実は違う？ ばち指について

「COPD といったら、ばち指でしょ！」と思ったそこのあなた。実は違うんです……。COPD だけではばち指が起こることは珍しく、むしろ COPD で多い肺癌を併発するとばち指になると言われています[2]。なので、ばち指がなくても COPD であることはよくあります。

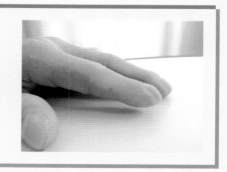

はじめに

　慢性閉塞性肺疾患（COPD）は喫煙によって肺胞が壊れたり、気管支が炎症を起こすことで起こる病気として有名です。COPD は本当につらい病気です。症状が進行すると、ちょっと動いただけで呼吸が苦しくなってしまいます。そして前項❸「肝硬変」と同様に、なかなか診断されない病気の代表でもあります。先進国では人口の5%が罹患しています[3]。日本でも530万人ほどが罹患していると推測されていますが、実際に診断されているのは22万人だけ、という残念なデータもあります[4]。COPD は早めに診断できるとその分、肺の機能を長く維持できるので、早めに見つけることが重要です[5]。

COPD に特徴的なフィジカル

　COPD にも前項❸「肝硬変」のように、さまざまなフィジカルがあります。いくつか特異的なフィジカル、つまり診断に有用なフィジカルがあります。しかしそれでも、感度が良いフィジカルはありません。これがなければ COPD ではない、とは言えないわけです。肝硬変と同様、実際に使い勝手のよいフィジカルに絞って解説しますね。

　COPD で起こる体の変化は大きく2つあります。肺の過膨張、つまりは肺が膨らんでしまうこと、そして肺を頑張って動かそうと呼吸補助筋が発達してしまうことです。その2つの病態から起こる COPD に特徴的なフィジカルを紹介します。いろいろなフィジカルがありますが、ここでは厳選して4つお届けします。

肺の過膨張によって起こるフィジカル

気管短縮

　喫煙の影響で肺の構造が壊れると、肺は膨らんでしまいます。そのために起こるのが【気管短縮】（英語でショートトラキア）です（100 ページ）。勘違いしそうですが、実は気管が短くなるのではなく、肺が大きくなりすぎて気管が相対的に短くなるのです。胸骨上縁から甲状軟骨下縁までの距離は、正常では指が3〜4本は入ります（3〜4横指）。しかし COPD ではそれが1〜2本に短縮されてしまいます。

剣状突起下の心尖拍動

　【滴状心】って覚えていますか？ これも肺が広がることで心臓が真ん中に押しやられてしまうことで起こります（100 ページ）。「フィジカルでどうやって滴状心がわかるの？」と思うかもしれませんが、実はわかることがあります。それは心尖拍動です。剣状突起のあたりで心拍動を見たり触ることができると、それは肺の過膨張によって押された心臓である可能性が高いです（100 ページ【剣状突起下の心尖拍動】）。ほかの教科書にはあまり書かれていませんが、かなり特異度の高いフィジカルですので、ぜひチェックしてみてください。

呼吸補助筋の発達によって起こるフィジカル

胸鎖乳突筋の怒張・斜角筋の怒張

通常の呼吸では、肋骨を広げたり縮めたりする肋間筋による胸式呼吸と、横隔膜を動かす腹式呼吸があります。しかし、COPD の場合は、肺の過膨張の影響でうまく肺が広がらず、それを手伝おうと、胸鎖乳突筋や斜角筋といった、通常は呼吸には使用しない呼吸補助筋が動くようになり、太く発達していきます。

一番わかりやすいのは胸鎖乳突筋です。とても痩せているのに、顎から首にかけての筋肉がやたらと発達します。親指より太いのが目安です（101 ページ）。

実は違う？ 連続性雑音は急性増悪時のみ

COPD と言えば、ヒューヒューと苦しそうな連続性雑音、そう、第 1 章の❾「肺音」の項で習った「ウィーズが聴こえるはず！」と思ったそこのあなた。惜しい。実は違うのです。COPD は普段の慢性時と発作が起こったときの急性増悪時に分かれます。慢性時にはウィーズは聴こえず、急性増悪時のみ聴こえるということは COPD ではよくあります。

フィジカルよりも大事なこと、それは喫煙歴

COPD になる理由はタバコです。ですので、喫煙歴が非常に重要です。Pack Years（パックイヤー）という単位をご存知でしょうか？ 日本では馴染みが少ない単位ですが、世界標準的に喫煙歴はこのように数えます。1 日 1 パック（20 本）を吸っている年数で数えます。1 日 20 本を 20 年間続けていれば 20 パックイヤー、1 日 40 本を 20 年だと 40 パックイヤーになります。40 パックイヤーを超えると、かなりの可能性で COPD になっているとされています[6]。ぜひ、喫煙歴にも気を付けてみましょう。

引用・参考文献

1）佐藤庸子. 呼吸器疾患に合併した心不全の治療. 呼吸器ケア. 2010；8（10）：88-91.

2）Erkan ML, et al. The prevalence of clubbing in different types of lung cancer. Ann Saudi Med. 2002；22（5-6）：295-6.

3）GBD 2015 Chronic Respiratory Disease Collaborators. Global, regional, and national deaths, prevalence, disability-adjusted life years, and years lived with disability for chronic obstructive pulmonary disease and asthma, 1990-2015：a systematic analysis for the Global Burden of Disease Study 2015. Lancet Respir Med. 201；5（9）：691-706.

4）Fukuchi Y, et al. COPD in Japan：the Nippon COPD Epidemiology study. Respirology. 2004；9（4）：458-65.

5）Zhou Y, et al. Tiotropium in Early-Stage Chronic Obstructive Pulmonary Disease. N Engl J Med. 2017；377（10）：923-95.

6）Straus SE, et al. The accuracy of patient history, wheezing, and laryngeal measurements in diagnosing obstructive airway disease. CARE-COAD1 Group. Clinical Assessment of the Reliability of the Examination-Chronic Obstructive Airways Disease. JAMA. 2000；283（14）：1853-7.

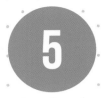

5 感染性心内膜炎を
見つける

手・足に詰まる

【ジェーンウェイ病変】

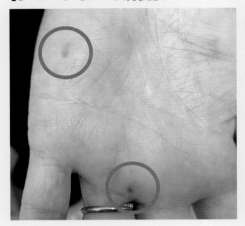 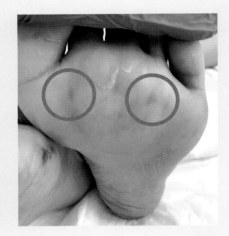

➡ 確定に向いている。

【オスラー結節】

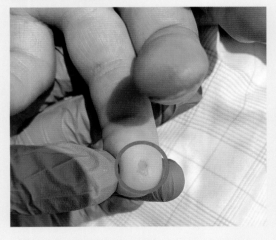 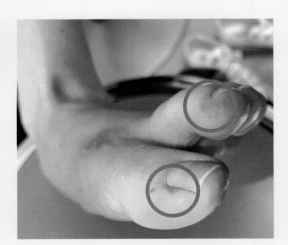

➡ 確定に向いている。

●手・足・爪・目に菌が詰まっていないかを診る！
●古いものか新しいものか見極めるのは日々の観察！

爪に詰まる

【爪下線状出血】

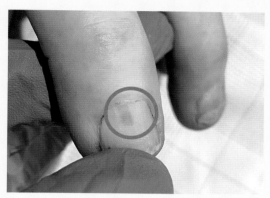

➡確定に向いている。

眼瞼結膜に詰まる

【眼瞼結膜点状出血】

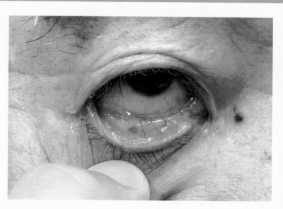

➡確定に向いている。

はじめに

　感染性心内膜炎を項目として取り上げるべきか、正直、迷いました。しかし、とても重要な病気で、以前勤めていた病院で看護師さんに、「とある所見がある」と指摘されて診断できたこともあったので、ぜひ皆さんにも知ってほしくてあえて書きます。特に最近は、医療行為に伴う感染性心内膜炎が増えています。

　感染性心内膜炎は、医師でも発見することが難しい病気です。しかし、特異的なフィジカルも多く、かつ早く発見することで患者さんの状態をより良くできる可能性が高くなります。

そもそも感染性心内膜炎って、どんな病気？

　感染性心内膜炎とは、読んで字のごとく、心内膜が感染する病気です。心内膜とは実際には、心臓の弁のことです。心臓の内側を見たことがありますか？ 心臓の内側、つまり内膜はツルツルで、菌が付きにくい状態です。しかし弁膜症などで弁が傷ついている人は、そこに菌が付きやすくなっています。弁を壊しながら菌自体が増え、そして全身に菌がばらまかれてしまう、恐ろしい状態となります。

　感染性心内膜炎では、弁が壊れることで弁膜症が進行して心不全が、そして菌がばらまかれることで塞栓症が起こってしまいます。死亡率が20%と高い、大変怖い病気です[1]。菌の種類によって、急性と亜急性に分かれます。少しだけフィジカルに違いが出ますが、大きくは変わりません。

心雑音

　弁膜症があれば、心雑音が聴こえます。感染性心内膜炎では新規の心雑音が58%、心雑音の悪化が20%と、比較的多いです[2]。心雑音はフィジカルの中でも難易度が高めだと思います。もちろんチャレンジしてほしいとは思いますが、ここでは詳細は省きます。

発熱

　発熱も患者さんの80%に認めますが、高齢者や亜急性の場合は微熱であったり、そもそも発熱がなかったりするので、熱がないからといって、感染性心内膜炎ではないとは言えません[2]。

いろんなところに菌が詰まる

　ここが感染性心内膜炎の重要ポイントです。これらのフィジカルの感度は高くないですが、特異度は高い、つまりあればかなりの可能性で感染性心内膜炎となります。ぜひ見つけてください[3]。

手・足

　感染性心内膜炎と言えばこれ、という2つのフィジカルがあります。それが【ジェーンウェイ病変】と【オスラー結節】です（104ページ）。特徴と病態を表5-1にまとめました。これらのフィジカルを新規に認めた場合、感染性心内膜炎である可能性が高いです。ともに手だけを見がちですが、足にも起こるので、足まで見ましょう。

表5-1　ジェーンウェイ病変とオスラー結節

	どちらに多い	病態	場所	押すと
ジェーンウェイ病変	急性	菌自体が詰まる	手のひらや足の裏	痛くない
オスラー結節	亜急性	菌に対する免疫複合体の反応	指や趾の先	痛い

爪

　【爪下線状出血】も感染性心内膜炎で有名なフィジカルです（105ページ）。しかし、もともと爪にこのような異常がある人は少なくないので、「新しく」このフィジカルが出てきたか、を確認することが重要です。

眼瞼結膜

　結膜にも塞栓が起こります（105ページ【眼瞼結膜点状出血】）。眼瞼さえちゃんと見れば、比較的わかりやすいフィジカルだと思いますし、ほかにこのような変化を起こすことはかなり稀です。筆者としては一番おすすめのフィジカルです。

その他

　上記以外にもさまざまなところに菌が詰まります。眼底に詰まればロート斑と呼ばれたり、口の粘膜にも詰まることもあります。脳に詰まることも多いので、何らかの神経異常が出ることもあります。

引用・参考文献

1) Selton-Suty C, et al. Preeminence of Staphylococcus aureus in infective endocarditis：a 1-year population-based survey. Clin Infect Dis. 2012；54（9）：1230-9.

2) Murdoch DR, et al; International Collaboration on Endocarditis-Prospective Cohort Study（ICE-PCS）Investigators. Clinical presentation, etiology, and outcome of infective endocarditis in the 21st century：the International Collaboration on Endocarditis-Prospective Cohort Study. Arch Intern Med. 2009；169（5）：463-73.

3) Richet H, et al. Development and assessment of a new early scoring system using non-specific clinical signs and biological results to identify children and adult patients with a high probability of infective endocarditis on admission. J Antimicrob Chemother. 2008；62（6）：1434-40.

振戦を見つける

振戦と間違えそうなフィジカルと病気

【ミオクローヌス】

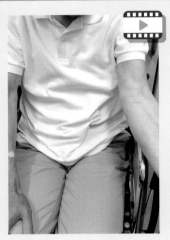

【痙攣（てんかん発作）】

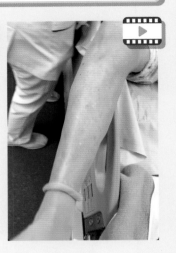

【悪寒戦慄】

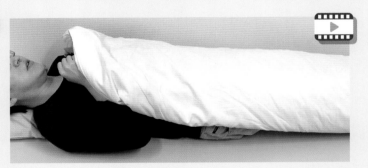

振戦を起こす代表的な病気

【本態性振戦】

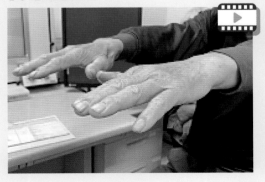

【パーキンソン病】

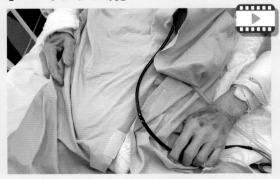

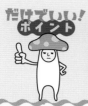

- 振戦を痙攣や悪寒戦慄と間違えない！
- 振戦の分類を理解する！
- 本態性振戦とパーキンソニズムの違いを理解する！

振戦の分類

【静止時振戦】	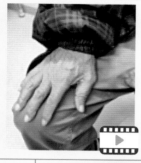	静止した状況（椅子の肘掛けに肘を載せてもらうなど）で振戦を認め、運動で増強しない。
【姿勢時振戦】		重力と拮抗した状況（腕を前に伸ばしてそのままにするなど）で出現、もしくは増強する。紙を手に載せたり、水の入ったコップを持たせると見やすい。
【運動時振戦】 【単純運動振戦】 【動的振戦】	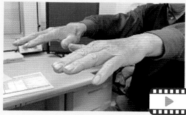	どんな運動でも出現する。
【企図振戦】	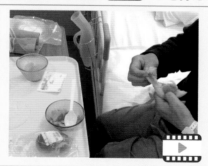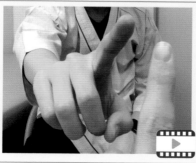	目標に向かう動作（何かをつかむなど）で出現、もしくは増強する。

はじめに

　プルプル震えている人、見たことはありませんか？　これって病気なのか、老化や生まれついてのものなのか、一度は悩んだことがあるんじゃないでしょうか。振戦がある人は意外に多く、イタリアのデータでは何と 50 歳以上の 15% 近くに振戦を認めました[1]。日本のデータはありませんが、同じくらいと考えてもいいと思います。

　振戦自体が危険な病気の原因であることは多くありません。しかし、患者さん自身が気にしていたり、入院して振戦がある人を見て、「あれ、これ大丈夫かな？」と思う方もいると思います。ここでは振戦と間違えそうな危ない病気との区別や、振戦を診るときの注意点について説明します。

そもそも振戦とは？

　そもそも振戦って何ですか？　ここが重要です。堅苦しい言葉を使うと「不随意で律動的に収縮と弛緩を繰り返す筋運動」です[2]。ちょっと何を言っているか、わからないですよね。要素に分けて説明しますね。

　まず不随意運動、これは自分が動かしたくないのに動いてしまう、ということです。そして律動的、これはリズミカル、一定のリズムで動く、ということです。収縮と弛緩を繰り返す、これは筋肉を曲げたり伸ばしたりを繰り返す、ということです。たぶん何となくわかっていたとは思いますが、ここをしっかり理解しておくことで、振戦と間違えそうなフィジカルや病気への理解が深まります。

振戦と間違えそうなフィジカルと病気

　振戦の定義を理解してもらうと、一見「振戦かな？」と思う状況でも、これは振戦ではないとわかります。例えば、ジスキネジアをご存じでしょうか。ジスキネジアでは薬の影響などで体が不随意に動いてしまいます。一見すると振戦のようにも見えますが、振戦とは異なり律動的、つまりリズミカルではありません。なので、振戦ではないと言えます。ほかにも不随意運動を起こす病気は多いですが、振戦の定義を満たす病気はそこまで多くないです。

　やっかいなのが、悪寒戦慄と痙攣です。これは定義を満たしてしまいます。【悪寒戦慄】は敗血症のときに見られるガタガタと震えるあの状態です（108 ページ）。この場合はほぼ必発で寒気を訴えるので、それが見分けるポイントです。【痙攣】では部分的に震えることもありますが、全身がかなり大きく収縮と弛緩を繰り返すことが多く、また意識がないことも多いため、それで見分けることができます（108 ページ）。

振戦の診るべきポイント

　振戦を発見したときに、単に「振戦あり」とするだけでも素晴らしい診察力ですが、皆

表 6-1　本態性振戦とパーキンソン病の鑑別

		本態性振戦	パーキンソン病
フィジカルでの違い	分類	姿勢時	静止時
	分布（場所）	両側、頭部あり（声も震える）	左右差あり、頭部なし（少ない）
	振幅（大きさ）	小さい	大きい
	周波（速さ）	速い	遅い
その他の要素	年齢	中高年に発症（若い人もたまに）	中高年に多い
	家族歴	家族内発症も多い	若年発症以外は少ない
	経過	あまり進行しない	徐々に進行

さんにはもう一歩深めてもらいたいです。振戦を診るポイントは3つあります[3]。

振戦の分類（109ページ）

分類と書きましたが、どの状態で最も振戦が大きくなっているかを評価します。まず振戦は大きく2つに分かれます。それは【静止時振戦】と【運動時振戦】です。そして運動時は【姿勢時振戦】と【動的振戦】に分かれ、動的振戦はさらに【単純運動振戦】と【企図振戦】に分かれます。細かくはもっと分かれますが、おおまかにはこうです。間違えがちなのは、静止時振戦と姿勢時振戦です。同じく止まっていますが、静止時は筋肉の力を抜いた状態で止まっており、姿勢時は筋肉の力を入れて止まっているので、実は全然違います。

分布（場所）

左右差があるか、頭部があるかが重要です。

振幅（大きさ）

大きい（見た目にわかる）か、小さい（小刻みで見た目にわかりにくい）かが重要です。境目が難しいですが、ぱっと見てわかる程度であれば大きいと思ってもいいと思います。

周波（速さ）

速い（1秒間に6回以上）か、遅い（1秒間に3回未満）かが重要です。正確に数えることは難しいですが、振戦を多く見ていると何となく、速い、遅いはわかってきます。

振戦の2大巨頭、本態性振戦とパーキンソン病の鑑別の仕方

病的な振戦で原因となることが多いのが、【本態性振戦】と【パーキンソン病】です（108ページ）。フィジカルでの違いは表6-1のようになります。加えて年齢やその他の要素も合わせて覚えておくと役立ちます。これらの病気では薬で振戦を改善させることができるので、見つけたらぜひ医師と相談してみてください。

引用・参考文献

1）Wenning GK, et al. Prevalence of movement disorders in men and women aged 50-89 years（Bruneck Study cohort）：a population-based study. Lancet Neurol. 2005；4（12）：815-20.

2）花島律子. 振戦の病態生理. 臨床神経学. 53（11）, 2013, 1276-8.

3）Kumar H, Jog M. A patient with tremor, part 1：making the diagnosis. CMAJ. 2011；183（13）：1507-10.

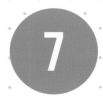

クッシング症候群を見つける

脂肪が沈着する

【満月様顔貌】

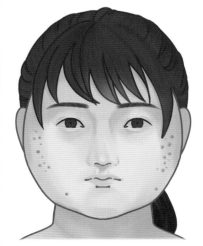

耳が見えにくくなる。

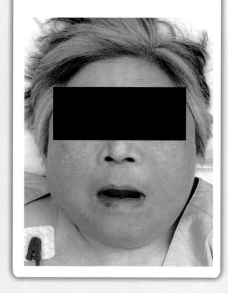

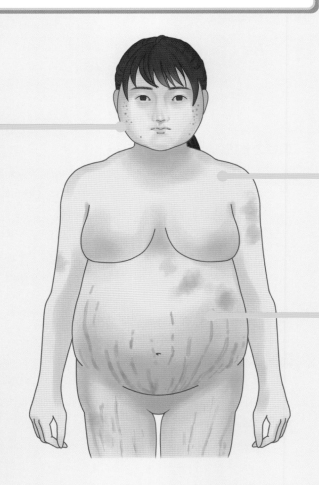

- 満月様顔貌は耳が隠れることがサイン！
- 皮膚が弱くなる！

【野牛肩】

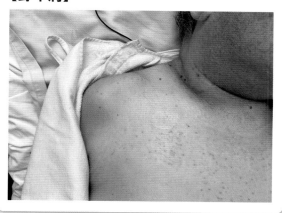

【中心性肥満】
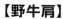

皮膚の菲薄化

正常	異常

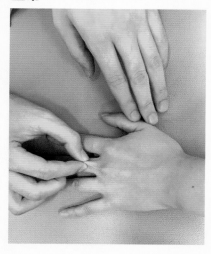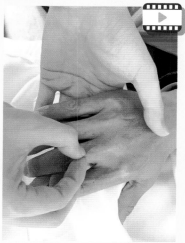

➡ <u>確定に向いている。</u>

はじめに

　クッシング症候群って何だったか覚えていますか？ クッシングという名前が付くものはいくつかあるので、わかりにくいですよね。クッシング症候群は副腎皮質ホルモンの一つである糖質コルチコイドが過剰になって起こる体の変化の総称です。

　「貧血」や「浮腫」など、比較的とっつきやすいフィジカルが多かったのに、「なぜ急にそんなマニアックなものを!?」と思われるかもしれません。しかし、実はそんなにマニアックというわけでもないのです。それはステロイド（正確には副腎皮質ステロイドの糖質コルチコイドを指します）による副作用が多いからです。

　アメリカのものではありますが、外来受診した150万人のうち、短期間を含め20%の患者さんにステロイドが処方されたというデータがあります[1]。私自身、若手の医師たちに、「医師たるもの、どんな診療科でも3つの薬はマスターしてほしい」と伝えています。それは「輸液」「抗菌薬」、そして「ステロイド」です。この中でステロイドだけが特殊です。なぜなら他の薬と比較しても、ステロイドでは副作用の対策が重要だからです。ステロイドの副作用としてクッシング症候群は重要なので、あえて取り上げています。ぜひ、看護師の皆さんもクッシング症候群について理解を深めてください。

ステロイドの副作用まとめ

　と、その前に、ステロイドの副作用について、少しフィジカルから離れて勉強しましょう。ステロイドについて語りだすと、それだけで本が1冊できてしまいます。ここでは簡単にまとめたいと思います。ステロイドの副作用は大きく2つに分かれます（表7-1）。これだけ押さえておけば十分です。もちろん細かいものはまだまだありますが、特に注意が必要なものだけ集めてみました。フィジカルアセスメントにおいてクッシング症候群として特に重要なのは「中心性肥満」と「皮膚組織の脆弱化」です。

重要なのは顔と手！

体の中心に脂肪が沈着する（中心性肥満）

　満月様顔貌や野牛肩（バッファローハンプ）、皮膚線条は体幹部への脂肪沈着によって生じます。なぜ体幹部を中心に脂肪が沈着するかにはさまざまな説があり、はっきりとはしていません。その中でも【満月様顔貌】は比較的わかりやすし、見やすい（顔ならいつでも見られるから）のでよく使います（112ページ）。ただ、太った丸顔の人っていますよね？ 太っているのと満月様顔貌の違いってわかりますか？ 実は、満月様顔貌は耳の前に脂肪が付くことで起こります。対して、単に太った人の場合は、ほっぺたや顎に脂肪が付いています。なので、見極めるポイントは、耳なのです。耳の前が膨らんでくるので、真っすぐに見たときに耳が見えなくなります。もし、「ん〜、元からこんな顔なのかな？」と思った場合は、免許証などを見せてもらい、昔の写真と見比べるとよいでしょう。同じ理由で肩に脂肪がたまれば【野牛肩】となります（113ページ）。野牛肩の場合は鎖骨が

表7-1　ステロイドの副作用

早期から起こって重篤なもの	・易感染性（感染症にかかりやすくなる） ・血糖値上昇（血糖が上がりやすくなる） ・消化性潰瘍（胃潰瘍などになりやすくなる） ・精神症状（うつ病などになりやすくなる） ・骨粗鬆症（骨が折れやすくなる） ・目症状（緑内障や白内障になりやすくなる） ・血栓症（血栓ができやすくなる）
1カ月以上服用してから起こるもの	・**中心性肥満（顔や肩に脂肪が付く、体幹だけ太る）** ・**皮膚組織の脆弱化（皮下出血や皮膚が薄くなり、やぶれやすくなる）** ・ホルモンバランスの異常（男性化〈多毛やざ瘡〉、月経異常） ・筋力低下（筋の萎縮、筋力が落ちる） ・体液・電解質異常（低カリウム血症などになりやすい）

見えにくくなるのが特徴です。ともにクッシング症候群に特徴的なフィジカルです[2,3]。

また中心性肥満では、体幹部は大きいのに手足が細くなるのが特徴ですね。

皮膚が薄くなる

次に【皮膚の菲薄化】です（113ページ）。皮膚が薄くなり、皮下出血も増えますね。菲薄化しているかをどうやって診るかというと、手の甲の皮を持ち上げるだけです。どうでしょう、皆さん、やってみてください。パッと見た感じ、5mm以上はありそうじゃないですか？ステロイドの影響でこれが菲薄化すると、2mm以下になってきます。ただし、高齢者だと、もともと皮膚が薄くなっている人も多いので、それとの区別が困難です。これも特異度が高いフィジカルです[4]。やること自体は難しくないフィジカルですので、ぜひ試してみてください。

教科書には載っているけれど、あまり使えない所見？

教科書によく載っているフィジカルとして、多毛、ざ瘡（ニキビ）、皮膚線条などがありますが、これらのフィジカルはいずれも感度、特異度ともに高くありません。確かに生まれつきなのか、後からなのか、わかりにくいですし、個人差はありそうですよね。

引用・参考文献

1) Waljee AK, et al. Short term use of oral corticosteroids and related harms among adults in the United States : population based cohort study. BMJ. 2017;357:j1415.

2) Ross EJ, Linch DC. Cushing's syndrome--killing disease : discriminatory value of signs and symptoms aiding early diagnosis. Lancet. 1982 ; 2 (8299) : 646-9.

3) 徳田安春総監訳. マクギーのフィジカル診断学. 原著第4版. 東京, 診断と治療社, 2019, 75-9.

4) Corenblum B, et al. Bedside assessment of skin-fold thickness. A useful measurement for distinguishing Cushing's disease from other causes of hirsutism and oligomenorrhea. Arch Intern Med. 1994 ; 154 (7) : 777-81.

8 入院中の発熱の原因を見つける

感染症を否定する

多いのは
- 尿路感染症
- 手術部位感染
- 肺炎
- カテーテル関連血流感染

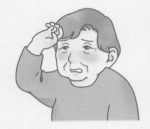

入院中発熱すれば

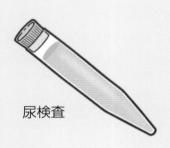

尿検査

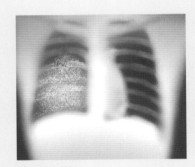

胸部 X 線

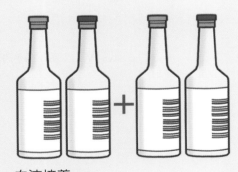

血液培養

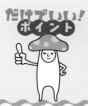

- 入院中の発熱はまず感染症を否定するための熱源精査を行う！
- 同時に原因になりやすい「6 つの D」を探す！

6 つの D を探す

医原性

【Drug：薬剤】

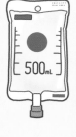

【CD 腸炎】

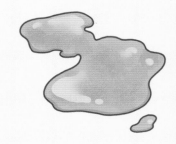

【Device：人工物】

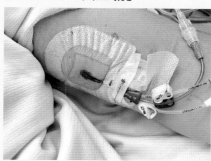

寝たきり

【CPPD：偽痛風】

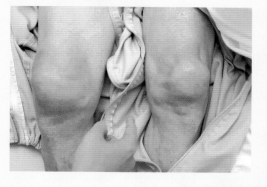

【Decubitus：褥瘡】

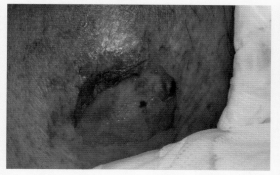

【DVT：深部静脈血栓症】

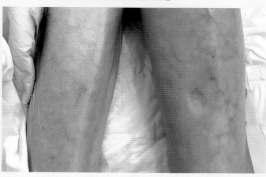

（文献 1 より転載）

はじめに

本項では少し趣向を変えて、入院中の発熱を調べるためのフィジカルを解説します。今まで調子が良かったのに、急に熱が出る入院患者さんっていますよね。発熱の原因はいろいろありますが、入院患者さんの発熱の原因は実はそんなに多くありません。フィジカルでわかることがかなり多いので、ぜひアセスメントしてみましょう。

まずやるべきことは感染症の否定

「発熱＝感染症」と思っている方も少なくないと思います。しかし実は、入院中の発熱の4割は感染症以外が原因だと言われています[2]。ただ、感染症は放っておくとすぐに悪化することが多いので、まずは感染症かどうかのアセスメントが必要です。感染症による発熱では状態が悪いことが多く、嘔吐や呼吸苦などを伴うことがあります。「老いた、ボケた」という語呂合わせで覚えましょう（表8-1）[3]。こういった症状がある場合は感染症の可能性が上がります。

その上で、医師は熱源精査（フィーバーワークアップ）を行います。これは感染症の原因を探すためにルーチンで行う検査で、胸部X線、尿検査、血液培養の3つです。入院患者さんの発熱の内訳は尿路感染症、手術部位感染、肺炎、カテーテル関連血流感染で75%以上を占めています（図8-1）[4]。熱源精査を行いつつ、術後であれば創部、カテーテルが入っていれば、そのチェックも行いましょう。

次にやるべきことは6つのDを探す

入院中の発熱の原因は入院中に特化したものが多いです。その代表例が「6つのD」です（117ページ）。6つのDとは、Dが入った以下の6つの発熱の原因となる病気のことです。入院中は「医原性」と「寝たきり」による影響が大きく、これら6つの病気を発症することが多いです。以下にその注意点をまとめます。

医原性

Drug：薬剤

薬剤熱は意外に多く、薬を使ってすぐに出ることもあれば、数カ月経ってから出ることもあります。薬を飲みはじめたタイミングと一致しないことも少なくありませんが、投与後1週間後くらいが多いとされています[5]。

薬剤熱の比較三原則というものがあり[6]、「比較的元気」「比較的徐脈」「比較的炎症反応が低値」と言われています。薬剤を中止すると、およそ2〜3日以内に解熱しますので、それで確認できます。

CD（クロストリジオイデス・ディフィシル）腸炎、偽膜性腸炎

もともといた腸内細菌が抗菌薬によってやられて、クロストリジオイデス・ディフィシルという菌が増殖してしまい、発熱や下痢を起こします。裏を返せば、下痢のないCD腸炎は存在しないと言われているので、下痢の有無は重要ですね。

表 8-1　Dr. 林の「老いた、ボケたは感染症」

お	嘔吐	敗血症などでは嘔吐中枢が刺激され嘔吐する
い	息切れ	呼吸数が多くなる、息切れなどが唯一の症状のこともある
た	立てない・倒れやすい・だるい	立てない、倒れやすい、全身倦怠は重要なサイン
ボケた	意識変容	意識が低下している、活動低下型せん妄を「ボケた」と間違えることが多い

（文献 3 より改変）

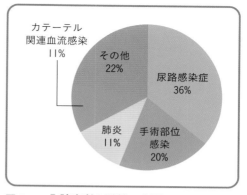

図 8-1　**入院患者の発熱の内訳**（文献 4 より改変）

- カテーテル関連血流感染 11%
- その他 22%
- 尿路感染症 36%
- 手術部位感染 20%
- 肺炎 11%

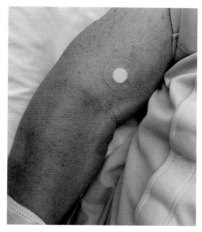

図 8-2　**上肢の DVT**

Device：カテーテルなどの人工物

　入院中は患者さんにいろいろなデバイスが挿入されています。点滴ルートや尿道カテーテル、胃管などです。挿入部位の周囲の発赤や疼痛は特異度の高い重要な所見ですが、実は感度は高くない、つまり、ないからといって否定できないので注意が必要です[7]。いつからそのデバイスが入っていたかの記録は参考になります。

寝たきり

CPPD：偽痛風

　偽痛風は第 1 章の⓮「関節痛」のところで触れました。寝たきりの人に多く発症するので、入院時の発熱でよく見られます。多くは膝、足関節に生じるので、熱が出た人ではそれらが腫れていないか、痛みがないかを必ずチェックしてください。首に偽痛風ができることがあるので、首を回してみるものもよいでしょう。

Decubitus：褥瘡

　感染していても、していなくても、褥瘡は発熱の原因となり得ます。医師は仙骨などをルーチンではあまり観察しないので、日々清拭をしてくださっている看護師の皆さんから医師へ報告を上げてもらえると助かります。

2

レベル2　発見するためのフィジカル　❽入院中の発熱の原因を見つける

DVT：深部静脈血栓症

　実は血栓ができるだけで、熱が出ます。DVT は下肢に起こりやすい血栓症です。典型的には血栓のできた足が腫れたり痛みが出たりします。感度は高くなく、それだけでは否定できませんので注意が必要です。最近は末梢挿入式中心静脈カテーテル（PICC）を挿入する患者さんが増えたため、上肢の DVT が起こることも報告されています（図 8-2）。PICC を挿入している患者さんの手が腫れているようであれば注意しましょう。

　特に看護師の皆さんから医師に、下痢をしていないか、褥瘡が悪化していないか、膝や足などが腫れていないかを伝えてもらえると、とても助かります。そのあたり、診ていない医師が多いんですよね。

引用・参考文献

1）丸山弘美．"深達度分類"．だけでいい！フィジカルアセスメント．丹波光子編．大阪，メディカ出版，2021, 66.

2）Arbo MJ, et al. Fever of nosocomial origin: etiology, risk factors, and outcomes. Am J Med. 1993；95（5）：505-12.

3）林寛之．"Dr. 林の「老いた，ボケた」は感染症——高齢者の不定愁訴"．Dr. 林の当直裏御法度：ER 問題解決の極上 Tips 90．第 2 版．東京，三輪書店，350p.

4）Klevens RM, et al. Estimating health care-associated infections and deaths in U.S. hospitals, 2002. Public Health Rep. 2007；122（2）：160-6.

5）Mackowiak PA. Drug fever: mechanisms, maxims and misconceptions. Am J Med Sci. 1987；294（4）：275-86.

6）岡田正人．"第 6 回 薬物アレルギー"．Dr. 岡田のアレルギー疾患大原則．第 2 巻．ケアネット DVD，2008.

7）Safdar N, Maki DG. Inflammation at the insertion site is not predictive of catheter-related bloodstream infection with short-term, noncuffed central venous catheters. Crit Care Med. 2002；30（12）：2632-5.

索 引

「メディカ AR」の使い方

「メディカ AR」アプリを起動し、マークのついた図表をスマートフォンやタブレット端末で映すと、動画やアニメーションを見ることができます。

■アプリのインストール方法

お手元のスマートフォンやタブレットで、App Store (iOS) もしくは Google Play (Android) から、「メディカ AR」を検索し、インストールしてください（アプリは無料です）。

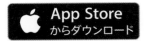 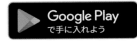

■アプリの使い方

① 「メディカ AR」アプリを起動する

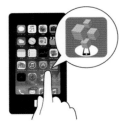

※カメラへのアクセスを求められたら、「許可」または「OK」を選択してください。

②カメラモードで、マークがついた図表全体を映す

↓

コンテンツが表示される

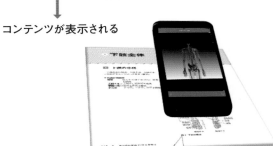

⭕ 正しい例　❌ 誤った例

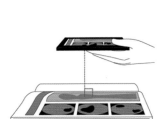

頁が平らになるように本を置き、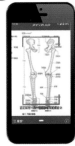マークのついた図表とカメラが平行になるようにしてください。

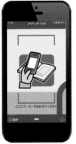マークのついた図表全体を画面に収めてください。マークだけを映しても正しく再生されません。

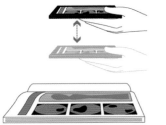

読み取れないときは、カメラをマークのついた図表に近づけたり遠ざけたりしてください。

＊アプリを使用する際は、Wi-Fi 等、通信環境の整った場所でご利用ください。
＊iOS ／iOS、Android の機種が対象です。動作確認済みのバージョンについては
　「メディカAR」サイトをご確認ください。　https://www.medica.co.jp/topcontents/ng_ar/
＊AR コンテンツの提供期間は本書発行日（最新のもの）より 3 年間有効です。
　有効期間終了後、本サービスは読者に通知なく休止もしくは終了する場合があります。
＊AR コンテンツおよび動画の視聴は無料ですが、通信料金はご利用される方のご負担となります。
　パケット定額サービスに加入されていない方は、高額になる可能性がありますのでご注意ください。
＊アプリケーションダウンロードに際して、万一お客様に損害が生じたとしても、当社は何ら責任を負うものではありません。
＊当アプリケーションのコンテンツ等を予告なく変更もしくは削除することがあります。
＊通信状況、機種、OS のバージョンなどによっては正常に作動しない場合があります。ご了承ください。

「メディカ AR」

▶ WEB動画の視聴方法

本書の動画マークのついている項目は、WEBページにて動画を視聴できます。以下の手順でアクセスしてください。

■メディカID（旧メディカパスポート）未登録の場合

メディカ出版コンテンツサービスサイト「ログイン」ページにアクセスし、「初めての方」から会員登録（無料）を行った後、下記の手順にお進みください。

https://database.medica.co.jp/login/

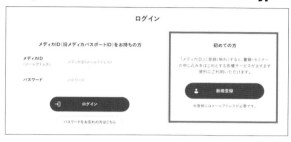

■メディカID（旧メディカパスポート）ご登録済の場合

①メディカ出版コンテンツサービスサイト「マイページ」にアクセスし、メディカIDでログイン後、下記のロック解除キーを入力し「送信」ボタンを押してください。

https://database.medica.co.jp/mypage/

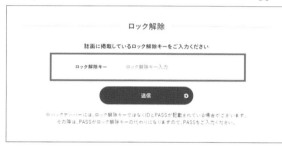

②送信すると、「ロックが解除されました」と表示が出ます。「動画」ボタンを押して、一覧表示へ移動してください。

③視聴したい動画のサムネイルを押して動画を再生してください。

ロック解除キー　ha2phy3tad

＊WEBページのロック解除キーは本書発行日（最新のもの）より3年間有効です。有効期間終了後、本サービスは読者に通知なく休止もしくは終了する場合があります。

＊ロック解除キーおよびメディカID・パスワードの、第三者への譲渡、売買、承継、貸与、開示、漏洩にはご注意ください。

＊図書館での貸し出しの場合、閲覧に要するメディカID登録は、利用者個人が行ってください（貸し出し者による取得・配布は不可）。

＊PC（Windows / Macintosh）、スマートフォン・タブレット端末（iOS / Android）で閲覧いただけます。推奨環境の詳細につきましては、メディカ出版コンテンツサービスサイト「よくあるご質問」ページをご参照ください。

著者紹介

橋本忠幸（はしもと ただゆき）
大阪医科薬科大学 地域総合医療科学寄附講座 特任助教

【略歴】
2010 年　大阪医科大学（現 大阪医科薬科大学）卒業
2010 年　和歌山県立医科大学 初期臨床研修
2012 年　飯塚病院 総合診療科 後期研修
2015 年　飯塚病院 総合診療科 チーフレジデント
2016 年　橋本市民病院 総合内科 医員
2019 年　Johns Hopkins 大学 公衆衛生大学院 修士課程修了
2022 年　大阪医科薬科大学 地域総合医療科学寄附講座 特任助教
現在に至る

【所属学会】
日本医学教育学会、日本内科学会、日本プライマリ・ケア連合学会、
日本救急救命学会、ヨーロッパ医学教育学会、アメリカ内科学会

だけでいい！ フィジカルアセスメント—外来でも病棟でもこの1冊

2023年4月5日発行　第1版第1刷

著　者　橋本 忠幸

発行者　長谷川 翔

発行所　株式会社メディカ出版
　　　　〒532-8588
　　　　大阪市淀川区宮原3-4-30
　　　　ニッセイ新大阪ビル16F
　　　　https://www.medica.co.jp/

編集担当　木村有希子

装幀・組版　クニメディア株式会社

本文イラスト　早瀬あやき

印刷・製本　株式会社シナノパブリッシングプレス

ISBN978-4-8404-8171-7　　　　　　　　　　　　　　　Printed and bound in Japan

当社出版物に関する各種お問い合わせ先（受付時間：平日9：00〜17：00）
●編集内容については、編集局 06-6398-5048
●ご注文・不良品（乱丁・落丁）については、お客様センター 0120-276-115